Kushdeep Kumar Gupta

"A PANDEMIA DE COVID-19 E AS SUAS RAMIFICAÇÕES NA MEDICINA DENTÁRIA"

AF308511

Kushdeep Kumar Gupta

"A PANDEMIA DE COVID-19 E AS SUAS RAMIFICAÇÕES NA MEDICINA DENTÁRIA"

ScienciaScripts

Imprint

Any brand names and product names mentioned in this book are subject to trademark, brand or patent protection and are trademarks or registered trademarks of their respective holders. The use of brand names, product names, common names, trade names, product descriptions etc. even without a particular marking in this work is in no way to be construed to mean that such names may be regarded as unrestricted in respect of trademark and brand protection legislation and could thus be used by anyone.

Cover image: www.ingimage.com

This book is a translation from the original published under ISBN 978-620-7-64805-4.

Publisher:
Sciencia Scripts
is a trademark of
Dodo Books Indian Ocean Ltd. and OmniScriptum S.R.L publishing group

120 High Road, East Finchley, London, N2 9ED, United Kingdom
Str. Armeneasca 28/1, office 1, Chisinau MD-2012, Republic of Moldova, Europe
Printed at: see last page
ISBN: 978-620-8-16817-9

Conteúdo

RECONHECIMENTO

Ofereço a minha bênção ao Todo-Poderoso por me ter dado força e paciência para realizar este projeto da melhor forma possível.

Sou o que sou hoje graças à minha mãe, que me apoia firmemente em todas as iniciativas que tomo na vida. Não teria chegado tão longe sem o seu apoio, amor e encorajamento. Por isso, a minha sincera gratidão à minha mãe, **Sra. Pratima Agarwal**, à minha avó, **Late Shri Mrs. Sarla Devi**, ao meu pai, **Dr. K K Gupta**, e à minha irmã, **Sra. Kritika Gupta**, por terem acreditado nos meus sonhos mais do que eu alguma vez acreditei.

INTRODUÇÃO

Os coronavírus pertencem a uma grande família de vírus de ARN de sentido positivo envelopados, rodeados por projecções em forma de coroa, semelhantes a um taco, na superfície exterior, que são responsáveis por doenças respiratórias em seres humanos e animais. O novo coronavírus de 2019 (2019-nCoV; família Coronaviridae), também designado por coronavírus de Wuhan, criou uma situação de emergência a nível mundial que nem sequer se tinha registado no surto de Síndrome Respiratória Aguda Grave (SARS) de 2003. Espalhou-se rapidamente por toda a área, causando uma epidemia na China, seguida de um número crescente de casos noutros países do mundo, resultando numa situação pandémica. Em fevereiro de 2020, a Organização Mundial de Saúde designou a pandemia por "COVID-19", que significa doença do coronavírus 2019. O vírus foi identificado pela primeira vez na cidade de Wuhan, na província chinesa de Hubei, e provoca uma infeção respiratória contagiosa, com uma incubação de cerca de 10 dias. A maioria dos estudos indicou a possibilidade de transmissão, que também pode ser assintomática durante vários dias. À semelhança de outros coronavírus, o 2019-nCoV possui alegadamente uma glicoproteína de superfície. Na patogénese mais estabelecida do coronavírus, foi demonstrado que esta proteína se liga a receptores celulares do hospedeiro e medeia a fusão de membranas. Mais importante ainda, esta foi descrita como um potencial alvo de vacina tanto no Coronavírus Sars (SARS-CoV) como no Coronavírus da Síndrome Respiratória do Médio Oriente (MERS-CoV).[1]

A sequenciação do genoma e a análise filogénica indicaram que o coronavírus que causa a COVID-19 é um betacoronavírus no mesmo subgénero do vírus da Síndrome Respiratória Aguda Grave (SARS), mas num clado diferente. A região do gene de ligação ao recetor do Covid-19 é muito semelhante à do coronavírus SARS, e foi demonstrado que o vírus utiliza o mesmo recetor, a enzima conversora de angiotensina 2 (ACE2), para entrar nas células.[2-4] O Grupo de Estudo do Coronavírus do Comité Internacional para a Taxonomia dos Vírus propôs que este vírus fosse designado por Coronavírus 2 da Síndrome Respiratória Aguda Grave (SARS-CoV-2). O vírus MERS, outro betacoronavírus, parece estar mais distantemente relacionado. A semelhança mais próxima na sequência de ARN é com dois coronavírus de morcegos, e parece provável que os morcegos sejam a fonte primária; ainda não se sabe se o vírus Covid-19 é transmitido diretamente pelos morcegos ou através do sistema intermediário.[5]

Numa análise filogenética de várias estirpes de SARS-CoV-2 da China, foram identificados dois tipos diferentes de SARS-CoV-2, designados por tipo L (representando 70% das estirpes) e tipo S (representando 30%).[6] A distribuição geográfica é de cerca de mais de três milhões de casos confirmados notificados, enquanto que a incidência cumulativa varia de acordo com as circunstâncias, com base numa série de factores, incluindo a densidade populacional e a demografia, a extensão dos testes e da notificação, e a calendarização das estratégias de mitigação. Nos Estados Unidos, os surtos ocorridos em instalações de cuidados continuados e em abrigos para sem-abrigo realçaram o risco de exposição e infeção em ambientes de convívio. Com a progressão do surto, a transmissão de pessoa para pessoa tornou-se o principal modo de transmissão.

O período de infecciosidade tornou-se discutível, uma vez que o SARS-CoV-2 pode ser transmitido antes do desenvolvimento de sintomas e ao longo do curso da doença. O risco de transmissão a partir de um indivíduo com infeção por SARS-CoV-2 varia consoante o tipo e a duração da exposição, a utilização de medidas preventivas e, provavelmente, factores consideráveis. A maioria das infecções secundárias tem sido descrita entre os contactos pessoa-a-pessoa em ambientes de cuidados de saúde e outras áreas.[6,7] Também foram notificados grupos de casos em reuniões familiares, de trabalho ou sociais, onde ocorre um contacto próximo e pessoal. O contacto indireto, como passar por alguém infetado na rua, manusear artigos que foram previamente manuseados por alguém infetado, não está bem confirmado, mas é baixo. As superfícies contaminadas podem ser outra fonte de infeção se os indivíduos susceptíveis tocarem nessas superfícies e depois transferirem o vírus infecioso para as membranas mucosas através da boca, olhos ou nariz. Pode ser mais provável que seja uma fonte potencial de infeção quando existe uma carga viral elevada. Tem havido muita investigação sobre a Covid-19, envolvendo processos acelerados e atalhos de publicação para satisfazer a procura global. O nosso objetivo é analisar o passado, o presente e o futuro do subgénero Covid-19 da família dos coronavírus, para uma melhor compreensão e para desenvolver novos avanços na sua contenção.[8]

CAPÍTULO 1

DOENÇA DO CORONAVÍRUS

Os coronavírus (CoV) são geralmente uma grande família de vírus que pertence à família Coronaviridae da ordem Nidovirales, que causa principalmente infecções no trato respiratório e gastrointestinal. Com base em agrupamentos filogenéticos, a subfamília Orthocoronavirinae divide-se em quatro géneros: alfa, beta, gama e deltacoronavírus. Os vírus alfa e beta-coronavírus infectam mamíferos, enquanto os vírus gama e delta-coronavírus infectam aves. Os CoV são vírus de ARN de cadeia simples de sentido positivo com uma glicoproteína em forma de espiga no invólucro, que se assemelha a uma coroa quando observada ao microscópio eletrónico.[8]

Foram descritas várias variantes do SARS-CoV-2 no decurso desta pandemia, entre as quais apenas algumas são consideradas variantes de preocupação (VOC) pela OMS, dado o seu impacto na saúde pública mundial. Com base na recente atualização epidemiológica da OMS, em 11 de dezembro de 2021, foram identificadas cinco VOCs do SARS-CoV-2 desde o início da pandemia.[9]

Alfa (B.1.1.7): primeira variante preocupante descrita no Reino Unido no final de dezembro de 2020

Beta (B.1.351): comunicada pela primeira vez na África do Sul em dezembro de 2020

Gamma(P.1): comunicada pela primeira vez no Brasil no início de janeiro de 2021

Delta (B.1.617.2): registado pela primeira vez na Índia em dezembro de 2020

Omicron (B.1.1.529): comunicada pela primeira vez na África do Sul em novembro de 2021

Variantes de Preocupação (VOCs) do SARS-CoV-2

Alfa (linhagem B.1.1.7)

No final de dezembro de 2020, uma nova variante preocupante do SARS-CoV-2, **a linhagem B.1.1.7**, também referida como **Alphavariant** ou **GRY** (anteriormente GR/501Y.V1), foi comunicada no Reino Unido com base na sequenciação do genoma completo de amostras de doentes com resultados positivos no teste SARS-CoV-2. Para além de ser detectada por sequenciação genómica, **a** variante **B.1.1.7** foi identificada num ensaio comercial frequentemente utilizado, caracterizado pela ausência do gene S (S-gene target failure, SGTF) em amostras de PCR. A variante B.1.1.7 inclui 17 mutações no genoma viral. Destas, oito mutações (deleção Д69-70, deleção Д144, N501Y, A570D, P681H, T716I, S982A, D1118H) estão na proteína spike (S). A N501Y mostra uma maior afinidade da proteína spike para os receptores ACE 2, aumentando a ligação viral e a subsequente entrada nas células hospedeiras. Esta variante preocupante circulava no Reino Unido já em setembro de 2020 e baseava-se em várias projecções de modelos. Foi reportada como sendo 43% a 82% mais transmissível, ultrapassando as variantes pré-existentes do SARS-CoV-2 para emergir como a variante dominante do SARS-CoV-2 no Reino Unido. A variante B.1.1.7 foi registada nos Estados Unidos da América (EUA) no final de dezembro de 2020. Um estudo inicial de caso-controlo não reportou qualquer diferença significativa no risco de hospitalização ou mortalidade associada com a variante da linhagem B.1.1.7 em comparação com outras variantes existentes. No entanto, estudos subsequentes relataram que as pessoas infectadas com a variante da linhagem B.1.1.7 apresentavam uma maior gravidade da doença em comparação com as pessoas infectadas com outras formas circulantes de variantes do vírus. Um grande estudo de coorte realizado no Reino Unido indicou que o rácio de risco de mortalidade dos doentes infectados com a variante da linhagem B.1.1.7 era de 1,64 (intervalo de confiança de 95% de 1,32 a 2,04, P<0,0001) em relação aos doentes com estirpes anteriormente em circulação. Outro estudo referiu que a variante B 1.1.7 estava associada a um aumento da mortalidade em comparação com outras variantes do SARS-CoV-2 (HR= 1,61, IC 95% 1,42-1,82). O risco de morte foi alegadamente maior (rácio de risco ajustado 1,67, IC 95% 1,34-2,09) entre os indivíduos com a variante B.1.1.7 confirmada como preocupante em comparação com os indivíduos com SARS-CoV-2 não-1.1.7. A variante B.1.1.7 emergiu como uma das estirpes mais dominantes do SARS-CoV-2 em circulação nos EUA.

Beta (linhagem B.1.351)

Outra variante do SARS-CoV-2, a **B.1.351**, também designada por **variante Beta** ou **GH501Y.V2**, com múltiplas mutações de pico, resultou na segunda vaga de infecções por COVID-19 e foi detectada pela primeira vez na África do Sul em outubro de 2020. A variante B.1.351 inclui nove mutações (L18F, D80A, D215G, R246I, K417N, E484K, N501Y,D614G e A701V) na proteína spike, das quais três mutações (K417N, E484K e N501Y) estão localizadas no RBD e aumentam a afinidade de ligação aos receptores ACE. O SARS-CoV-2 501Y.V2 (linhagem B.1.351) foi notificado nos EUA no final de janeiro de 2021. Esta variante é relatada como tendo um risco aumentado de transmissão e neutralização reduzida por terapia de anticorpos monoclonais, soros convalescentes e soros pós-vacinação.

Gama (linhagem P.1)

A terceira variante preocupante, a **variante P.1**, também conhecida como **variante Gamma** ou **GR/501Y.V3**, foi identificada em dezembro de 2020 no Brasil e foi detectada pela primeira vez nos EUA em janeiro de 2021.

A variante B.1.1.28 contém dez mutações na proteína spike (L18F, T20N, P26S, D138Y, R190S, H655Y, T1027I V1176, K417T, E484K e N501Y). Três mutações (L18F, K417N, E484K) estão localizadas no RBD, semelhantes à variante B.1.351. Em particular, esta variante pode ter reduzido a neutralização por terapias com anticorpos monoclonais, soros convalescentes e soros pós-vacinação.

Delta (linhagem B.1.617.2)

A quarta variante preocupante, B.1.617.2, também referida como **variante Delta**, foi inicialmente identificada em dezembro de 2020 na Índia e foi responsável pela segunda vaga mortal de infecções por COVID-19 em abril de 2021 na Índia. Nos Estados Unidos, esta variante foi detectada pela primeira vez em março de 2021. A variante Delta foi inicialmente considerada uma variante de interesse. No entanto, esta variante espalhou-se rapidamente por todo o mundo, o que levou a OMS a classificá-la como uma COV em maio de 2021.

A variante B.1.617.2 contém dez mutações (T19R, (G142D*), 156del, 157del, R158G, L452R, T478K, D614G, P681R, D950N) na proteína spike. Os investigadores previram que a variante B.1.617.2 será a estirpe SARS-CoV-2 mais dominante nos EUA nas próximas semanas.

Omicron (linhagem B.1.1.529)

A quinta variante de preocupação **B.1.1.529**, também designada como **variante Omicron** pela OMS, foi identificada pela primeira vez na África do Sul em 23 de novembro de 2021, após um aumento do número de casos de COVID-19. A Omicron foi rapidamente reconhecida como uma VOC devido a mais de 30 alterações na proteína spike do vírus, juntamente com o aumento acentuado do número de casos observados na África do Sul. As mutações registadas incluem T91 no envelope, P13L, E31del, R32del, S33del, R203K, G204R na proteína do nucleocapsídeo, D3G, Q19E, A63T na matriz, N211del/L212I, Y145del, Y144del, Y143del, G142D, T95I, V70del, H69del, A67V no domínio N-terminal da espícula, Y505H, N501Y, Q498R, G496S, Q493R, E484A, T478K, S477N, G446S, N440K, K417N, S375F, S373P, S371L, G339D no domínio de ligação ao recetor da spike, D796Y no péptido de fusão da spike, L981F, N969K, Q954H na repetição heptadial 1 da spike, bem como múltiplas outras mutações nas proteínas não estruturais e na proteína spike.

A modelização inicial sugere que o Omicron apresenta um aumento de 13 vezes na infecciosidade viral e é 2,8 vezes mais infecioso do que a variante Delta. Os primeiros relatórios sugerem também que os anticorpos monoclonais, incluindo o Bamlanivimab e o anticorpo da Universidade Rockefeller

No entanto, prevê-se que os anticorpos REGN-COV2 (Casirivimab e Imdevimab), bem como o anticorpo C135 da Universidade Rockefeller, continuem a ser eficazes contra a Omicron, com base nos primeiros estudos de modelização. Prevê-se que a mutação K417N do Spike (também observada na variante Beta), juntamente com a E484A, tenha um efeito perturbador esmagador, tornando a Omicron mais suscetível de ter avanços vacinais.

Variantes de interesse do SARS-CoV-2 (VOIs)

As VOIs são definidas como variantes com marcadores genéticos específicos que foram associados a alterações que podem causar uma maior transmissibilidade ou virulência, uma redução da neutralização por anticorpos obtidos através de infeção natural ou vacinação, a capacidade de escapar à deteção ou uma diminuição da eficácia da terapêutica ou da vacinação. Até agora, desde o início da pandemia, a OMS descreveu oito variantes de interesse (VOI), nomeadamente **Epsilon** (B.1.427 e B.1.429); **Zeta** (P.2); **Eta** (B.1.525); **Theta** (P.3); Iota (B.1.526); **Kappa** (B.1.617.1); **Lambda** (C.37) e **Mu** (B.1.621).

As variantes **Epsilon (B.1.427 e B.1.429)**, também designadas CAL.20C/L452R, surgiram nos EUA por volta de junho de 2020 e aumentaram de 0% para >50% dos casos sequenciados de 1 de setembro de 2020 a 29 de janeiro de 2021, exibindo um aumento de 18,6 a 24% na transmissibilidade em relação às estirpes circulantes de tipo selvagem. Essas variantes abrigam mutações específicas (B.1.427: L452R, D614G; B.1.429: S13I, W152C, L452R, D614G). Devido à sua maior transmissibilidade, o CDC classificou esta estirpe como uma variante preocupante no sítio$_{us.}$ [10]

A Zeta (P.2) possui mutações-chave (L18F; T20N; P26S; F157L; E484K; D614G; S929I; e V1176F) e foi detectada pela primeira vez no Brasil em abril de 2020. Essa variante é classificada como uma VOI pela OMS e pelo CDC devido à sua potencial redução na neutralização por tratamentos com anticorpos e soros vacinais.

As variantes **Eta (B.1.525)** e **Iota (B.1.526)** albergam mutações-chave do pico (B.1.525: A67V, Д69/70, Д144, E484K, D614G, Q677H, F888L; B. 1.526: (L5F*), T95I, D253G, (S477N*), (E484K*), D614G, (A701V*)) e foram detetadas pela primeira vez em Nova Iorque em novembro de 2020 e classificadas como uma variante de interesse pelo CDC e pela OMS devido à sua potencial redução da neutralização por tratamentos com anticorpos e soros de vacinas.

A variante **Theta (P.3)**, também designada **GR/1092K.V1**, tem mutações-chave (deleção 141-143 E484K; N501Y; e P681H) e foi detetada pela primeira vez nas Filipinas e no Japão em fevereiro de 2021 e é classificada como uma variante de interesse pela OMS.

A variante **Kappa (B.1.617.1)** abriga mutações-chave ((T95I), G142D, E154K, L452R, E484Q, D614G, P681R e Q1071H) e foi detetada pela primeira vez na Índia em dezembro de 2021 e é classificada como uma variante de interesse pela OMS e pelo CDC.

A variante **Lambda(C.37)** foi detetada pela primeira vez no Peru e foi designada como uma IOV pela OMS em junho de 2021 devido a uma maior presença desta variante na região da América do Sul.

A variante **Mu(B.1.621)** foi identificada na Colômbia e foi designada como uma IOV pela OMS em agosto de 2021.

O CDC designou as variantes **Epsilon** (B.1.427 e B.1.429) como COV e **Eta** (B.1.525); **Iota** (B.1.526); **Kappa** (B.1.617.1); **Zeta** (P.2); **Mu (B.1.621, B.1.621.1)** e **B.1.617.3** como VOI.

As principais pandemias e epidemias dos últimos 20 anos incluem Coronavírus da Síndrome Respiratória Aguda Grave (SARS-CoV-1) em 2003, a gripe H1N1 em 2009 (primeira pandemia de gripe do século XXI), o Coronavírus da Síndrome Respiratória do Médio Oriente (MERS-CoV) em 2012, a epidemia de Ébola na África Ocidental em 2014 e o vírus Zika em 2015. A Síndrome Respiratória Aguda Grave (SARS) surgiu pela primeira vez em meados de novembro de 2002 na província de Guangdong, no sul da China. A SRA foi causada por um vírus da família do Coronavírus (CoV), que é um vírus animal baseado em morcegos. Os primeiros casos foram em tratadores de animais na cidade de Guangzhou, tendo-se depois propagado rápida e globalmente após um período de três meses através de pessoa para pessoa em Hong Kong e depois para outros países, incluindo os Estados Unidos da América, Vietname, Singapura e Canadá. Os doentes infectados apresentaram sintomas de pneumonia com lesão alveolar difusa e SDRA, acabando por provocar insuficiência pulmonar e morte. Um total de 8422 casos prováveis da SRA foram notificados em 32 países com 916 mortes (taxa de letalidade de 11%), durante o período de 1 de novembro de 2002 a 7 de agosto de 2003.[12]

Dez anos após o surto de SARS, outro coronavírus humano conhecido como Coronavírus da Síndrome Respiratória do Médio Oriente (MERS-CoV) surgiu em junho de 2012 na

Países do Médio Oriente. Foi identificado pela primeira vez na Arábia Saudita. O MERS-CoV marcou a segunda infeção zoonótica por coronavírus que afecta o ser humano, provavelmente com origem em morcegos. No entanto, alguns dados indicavam que o principal reservatório de MERS eram os camelos dromedários, mas o papel exato dos dromedários e a via exacta de transmissão do vírus eram desconhecidos. Pouco depois, a Organização Mundial de Saúde emitiu um alerta global. Os sintomas comuns da MERS incluíam febre, tosse e falta de ar. A pneumonia era também um sintoma menor. Também foram registados sintomas gastrointestinais, incluindo diarreia. A infeção por MERS-CoV pode iniciar-se com uma lesão respiratória superior ligeira e evoluir para pneumonia aguda grave, progredindo rapidamente para lesão pulmonar aguda (LPA), SDRA e falência de múltiplos órgãos, resultando em morte. Desde setembro de 2012, vinte e sete países notificaram casos de MERS-CoV à OMS, com um total de 2494 casos confirmados laboratorialmente, incluindo 858 mortes associadas (taxa de letalidade: 34,4%).[13] O MERS-CoV foi considerado uma doença de notificação obrigatória ao abrigo do Regulamento Sanitário Internacional (2005).

O Covid-19 é um novo coronavírus que surgiu no final de dezembro de 2019 na cidade de Wuhan, na província de Hubei, na China, e que nunca tinha sido observado em seres humanos. A Comissão Nacional de Saúde da China informou que o surto está associado a exposições num mercado de marisco na cidade de Wuhan. O Comité Internacional de Taxonomia dos Vírus (ICTV) designou a doença do surto como SARS-CoV-2, devido à semelhança dos seus sintomas com os induzidos pela SARS. A Covid-19 não é nem a SARS nem a gripe. Trata-se de um novo vírus com caraterísticas únicas, altamente contagioso, que se propaga rapidamente e é considerado capaz de causar enormes impactos na saúde, na economia e na sociedade. A Covid-19 é um vírus zoonótico, o que significa que se desenvolveu primeiro nos animais antes de se desenvolver nos seres humanos. Estão ainda em curso estudos para compreender a origem zoonótica deste surto. Como a origem animal do vírus é atualmente desconhecida, a possibilidade de reaparecimento da doença em áreas previamente infectadas é constantemente considerada. As pessoas infectadas apresentam sintomas de febre, tosse seca, fadiga, produção de expetoração, falta de ar/dispneia, mialgia ou artralgia, dor de garganta e dor de cabeça. Em 5% dos doentes, foram também registadas náuseas ou vómitos.

De acordo com os Centros de Controlo e Prevenção de Doenças (CDC), os sintomas surgiram 2 a 14 dias após a exposição ao vírus, e a lista completa de sintomas ainda está a ser investigada. A complicação mais grave da Covid-19 é um tipo de pneumonia que tem sido chamada de Pneumonia Infetada pela Nova Covid-19 (NCIP). Outras complicações da infeção incluem SDRA, RNAemia, lesão cardíaca aguda, outras infecções secundárias associadas, choque sético, insuficiência respiratória, arritmia, disfunção hepática, insuficiência multiorgânica que acaba por resultar em morte. O vírus da Covid-19 foi detectado em amostras respiratórias, fecais e sanguíneas. O vírus pode propagar-se através de gotículas respiratórias expelidas durante a tosse ou o espirro, sendo depois transmitido durante o contacto próximo e desprotegido entre um infetante e um infetado. O vírus viável foi identificado a partir de excrementos fecais de alguns doentes e, em alguns casos, o vírus vivo foi cultivado a partir de fezes de pessoas infectadas. Mas a via de transmissão fecal-oral está ainda por determinar e compreender. Até à data, não foi comunicada a propagação da Covid-19 por via aérea. As diferentes fases de transmissão do vírus podem ser categorizadas em quatro: (i) Fase 1: Primeira aparição da doença, (ii) Fase 2: Transmissão local, (iii) Fase 3: Transmissão comunitária, e (iv) Fase 4: Surto generalizado.

O vírus da Covid-19 não se replica por si só, mas utiliza a maquinaria do genoma do hospedeiro para se replicar. O seu genoma tem uma identidade global de 96% com o coronavírus do tipo SARS dos morcegos, 86%-92% com o coronavírus do tipo SARS dos pangolins, 82% com o do SARS-CoV humano e partilha mais de 99,9% de identidade de sequência, o que indica uma recente mudança de hospedeiro para os seres humanos.[14] A epidemiologia da Covid-19 está a evoluir rapidamente quando as pessoas se misturam, o que acontece no local de trabalho, nos lares e nas viagens que as pessoas fazem. Até 07 de maio de 2020, foram notificados à OMS 3.595.662 casos confirmados de Covid-19 em 215 países, áreas ou territórios, incluindo 247.652 mortes.

História das doenças relacionadas com o CoV nos seres humanos[11]

Os coronavírus humanos (HCoV) foram registados pela primeira vez em meados da década de 1960, quando duas espécies foram isoladas de pessoas com a constipação comum: HCoV-229E e HCoV-OC43. Desde então, foram detectados sete tipos diferentes de CoV em seres humanos, três dos quais eram altamente patogénicos e todos sugeriam ser originários de morcegos: o coronavírus da síndrome respiratória do Médio Oriente (MERS-CoV), o coronavírus da síndrome respiratória aguda grave (SARS-CoV) e o SARS-CoV-2. Pela primeira vez, o CoV causou estragos a nível mundial em 2002, quando o SARS-CoV provocou uma síndrome respiratória aguda grave e surgiu como uma doença altamente pandémica. Pensava-se que o SARS-CoV era um vírus animal com a capacidade genética de atravessar a barreira das espécies que se propaga aos seres humanos através de um hospedeiro intermediário desconhecido. Apareceu pela primeira vez como agente patogénico humano na província de Guangdong, no sul da China, em 2002. Mais tarde, espalhou-se por 26 países e provocou mais de 8000 casos e 774 mortes em 2003. A Organização Mundial de Saúde declarou o fim deste surto em julho de 2003. Outro surto de síndrome respiratória semelhante ao do SARS-CoV surgiu em junho de 2012 na Arábia Saudita e foi designado por MERS-CoV. O surto de MERS-CoV infectou 2494 indivíduos que viajaram exclusivamente através da

Médio Oriente e causou 858 mortes. Este vírus é originário de morcegos e possivelmente de camelos como seu hospedeiro intermediário, tendo passado por recombinações genéticas através de diferentes espécies para infetar seres humanos. Há alguns meses, surgiu um novo CoV que causou uma grave catástrofe em todo o mundo. Durante os últimos dois meses de 2019, foram registados vários casos de "pneumonia viral" em Wuhan, na República Popular da China. A causa desta doença infecciosa foi identificada como um vírus natural de origem animal com potencial de infeção por alastramento. Foi determinado que a fonte geográfica deste vírus era o Huanan South China Seafood Market, mas a fonte animal efectiva deste CoV não era conhecida. Pensa-se agora que este vírus provém de morcegos como seus hospedeiros primários, tendo depois passado por um ou vários hospedeiros intermediários, possivelmente incluindo pangolins, para infetar seres humanos. O Comité Internacional de Taxonomia dos Vírus (ICTV) anunciou o SARS-CoV-2 como o nome do novo vírus em 11 de fevereiro de 2020, devido à semelhança genética do vírus com o CoV responsável pelo surto de 2003. Seguindo princípios orientadores previamente desenvolvidos com a Organização Mundial da Saúde Animal (OIE) e a Organização das Nações Unidas para a Alimentação e a Agricultura (FAO), a OMS designou a doença por "COVID-19" e anunciou-a como uma pandemia global em 11 de março de 2020.

Epidemologia

Desde o primeiro diagnóstico confirmado de SARS-CoV-2 na China, mais de 74,30 milhões de pessoas foram afectadas, das quais mais de 1,67 milhões de vidas foram ceifadas, segundo a avaliação de 19 de dezembro de 2020). Embora mais de 52 milhões de pessoas tenham derrotado a COVID-19 e recuperado da doença, a batalha entre o SARS-CoV-2 e os seres humanos continua e ainda não existem terapêuticas específicas disponíveis. Os Estados Unidos da América (EUA) partilham 22,7% do total de casos de infeção, seguidos pela Índia e pelo Brasil, que partilham 13,5% e 9,6% dos casos, respetivamente. Embora se observe uma diminuição da taxa de mortalidade (10 de setembro, 3,22; 20 de julho, 6,65%; 10 de abril, 22,36% e 2 de fevereiro, 41,80%), não se verifica uma redução substancial dos casos activos de COVID-19 (>700 000 casos diários em 19 de dezembro de 2020). As incidências cumulativas da COVID-19 variam em função de uma multiplicidade de factores, incluindo comorbilidades, idade, sexo, saúde e condições de vida. Verificou-se que a gravidade da doença aumenta nos casos de diabetes, doenças cardiovasculares, pulmonares, renais e renais. Após a infeção, uma em cada cinco pessoas, com comorbilidades desenvolvidas, corre um risco acrescido de infeção grave por COVID-19. Estudos de casos realizados na China mostram que a COVID-19 é mais grave em adultos mais velhos, com idades compreendidas entre os 50 e os 60 anos, e mais fatal em pessoas com mais de 70 anos, independentemente de quaisquer complicações de doenças crónicas. Num estudo de meta-análise baseado no género realizado em países europeus, observa-se que a COVID-19 é significativamente mais fatal nos homens do que nas mulheres. Nos EUA, a situação continua a agravar-se, onde o número de mortes por COVID-19 é superior a 300 000 e a taxa continua a aumentar, sendo de 95 mortes por 100 000 desde janeiro de 2020, em todo o país, acedido em 20 de dezembro de 2020). Entre os países que notificaram pelo menos 50 000 casos de COVID-19, Singapura registou o número mais baixo de mortes por COVID-19, com apenas 27 mortes, com mais de 57 000 pessoas que testaram positivo para a COVID-19, com uma taxa de mortalidade inferior a 0,05% em comparação com a média mundial de 3%. A resposta de Singapura à pandemia de COVID-19, que inclui testes em massa, rastreio de contactos de doentes com COVID-19 positivo, clínicas de preparação para a saúde pública de resposta rápida em todo o país, sensibilização do público e confinamento em todo o país, pode ser adaptada como um modelo de sucesso para outros países. Caso não exista uma vacina viável para os países de baixo rendimento, a África, o Sul da Ásia e a América do Sul podem tornar-se regiões infelizes e gravemente afectadas pelo SARS-CoV-2. Uma estimativa recente coloca 23 milhões de africanos em risco de contrair COVID-19 grave, enquanto a atual taxa de infeção está a aumentar exponencialmente 0,22 por dia. A sobrecarga dos sistemas de saúde mal estabelecidos nos países subdesenvolvidos pode conduzir a numerosas vítimas.[11]

Taxonomia e filogenia do SARS-CoV-2

Os CoV são vírus de ARN de cadeia simples e sentido positivo pertencentes à ordem Nidovirales, subordem Cornidovirineae, família Coronaviridae e subfamília Orthocoronavirinae. A subfamília Orthocoronavirinae divide-se ainda em CoVs Alfa, Beta, Gama e Delta. Os CoV Alfa e Beta são patogénicos para os mamíferos, incluindo os seres humanos, os morcegos, os porcos, os ratos e os gatos. Os CoVs Gama e Delta são geralmente patogénicos para as aves mas raramente infecciosos para os mamíferos. A análise filogenética do SRA-CoV-2, SRA-CoV e MERS-CoV sugere que este está mais intimamente relacionado com os morcegos-CoVs do subgénero Sarbecovirus isolados de morcegos. Uma estirpe de bat-CoV relacionada com a SRA (SARSr), denominada SARSr-CoV-RaTG13, detectada num morcego-ferradura intermédio (Rhinolophus affinis), foi considerada muito semelhante ao SARS-CoV-2. A comparação das sequências genómicas revelou que as sequências do SARSr-CoV-RaTG13 e do SARS-CoV-2 partilhavam uma semelhança de mais de 96% numa grande parte do genoma. No entanto, a região genómica que abrange a extremidade 30 da ORF1a, a ORF1b e quase metade da região da proteína spike (S) do SARS-CoV-2 é divergente do SARSr-CoV-RaTG13, mas mais estreitamente relacionada com o CoV do pangolim. Considerando que os morcegos estavam em hibernação quando o surto ocorreu e a semelhança filogenética da estirpe do CoV do pangolim com o SARS-CoV-2, sugere que é mais provável que o vírus tenha sido transmitido através de outras espécies. Este facto sugere também que a possível ocorrência de recombinação entre CoV semelhantes ao SARS provenientes de pangolins e morcegos pode ter conduzido à origem do SARS-CoV-2 e ao surto de COVID-19. Dorp et al., (2020) analisaram a emergência da diversidade genómica ao longo do tempo e referiram que todas as sequências de CoV partilham um antepassado comum no final de 2019, o que confirma que este foi o período em que o SARS-CoV-2 entrou no seu hospedeiro humano. Identificaram ainda várias mutações recorrentes que produzem alterações não sinónimas no vírus ao nível das proteínas, sugerindo uma possível adaptação contínua do SARS-CoV-2 ao hospedeiro humano. Vários projectos de sequenciação e estudos filogenéticos envolvendo genomas do SARS-CoV-2 de doentes com COVID-19 durante esta pandemia revelaram a rapidez com que o vírus está a sofrer mutações e a adaptar-se ao seu novo hospedeiro humano, fornecendo informações para orientar a conceção de medicamentos e vacinas.[11]

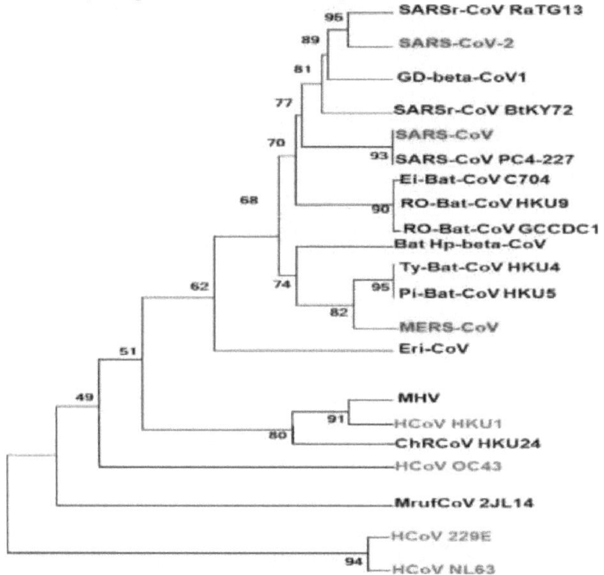

Fig.1 Árvore filogenética de espécies representativas do SARS-CoV-2, SARS-CoV e MERS-CoV. O texto a vermelho destaca os vírus zoonóticos com patogenicidade nos seres humanos e o texto a verde destaca os vírus respiratórios comuns que circulam nos seres humanos.[11]

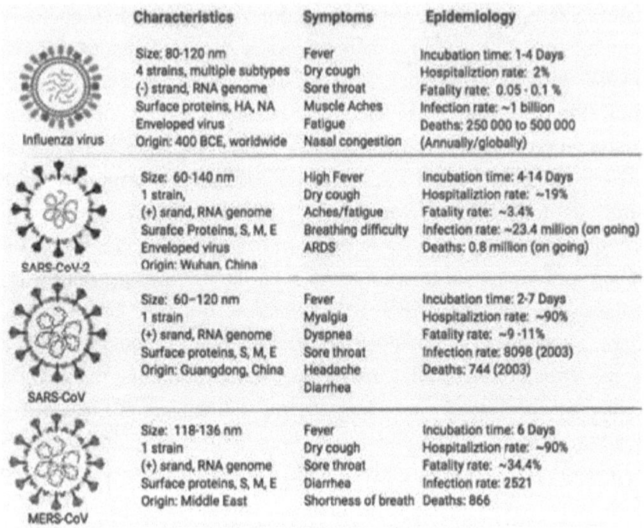

	Characteristics	Symptoms	Epidemiology
Influenza virus	Size: 80-120 nm 4 strains, multiple subtypes (-) strand, RNA genome Surface proteins, HA, NA Enveloped virus Origin: 400 BCE, worldwide	Fever Dry cough Sore throat Muscle Aches Fatigue Nasal congestion	Incubation time: 1-4 Days Hospitaliztion rate: 2% Fatality rate: 0.05 - 0.1 % Infection rate: ~1 billion Deaths: 250 000 to 500 000 (Annually/globally)
SARS-CoV-2	Size: 60-140 nm 1 strain, (+) srand, RNA genome Surafce Proteins, S, M, E Enveloped virus Origin: Wuhan, China	High Fever Dry cough Aches/fatigue Breathing difficulty ARDS	Incubation time: 4-14 Days Hospitaliztion rate: ~19% Fatality rate: ~3.4% Infection rate: ~23.4 million (on going) Deaths: 0.8 million (on going)
SARS-CoV	Size: 60-120 nm 1 strain (+) srand, RNA genome Surface proteins, S, M, E Origin: Guangdong, China	Fever Myalgia Dyspnea Sore throat Headache Diarrhea	Incubation time: 2-7 Days Hospitaliztion rate: ~90% Fatality rate: ~9 -11% Infection rate: 8098 (2003) Deaths: 744 (2003)
MERS-CoV	Size: 118-136 nm 1 strain (+) srand, RNA genome Surface proteins, S, M, E Origin: Middle East	Fever Dry cough Sore throat Diarrhea Shortness of breath	Incubation time: 6 Days Hospitaliztion rate: ~90% Fatality rate: ~34.4% Infection rate: 2521 Deaths: 866

Fig.2 Caraterísticas, sintomas e epidemiologia dos vírus respiratórios.[11]

CAPÍTULO 2

PANDEMIA E SURTO DE COVID-19

O SARS-CoV-2 é uma nova estirpe de coronavírus que foi detectada pela primeira vez na cidade de Wuhan, na província de Hubei, na República Popular da China - uma cidade com uma população de 11 milhões de habitantes. O surto começou como uma pneumonia de agente causal desconhecido no final de dezembro de 2019.

As análises filogenéticas efectuadas com as sequências completas do genoma disponíveis sugerem que os morcegos parecem ser o reservatório do vírus da COVID-19, mas o(s) hospedeiro(s) intermediário(s) ainda não foi(ram) identificado(s). (Organização Mundial de Saúde, 2020). Em 30 de janeiro de 2020, a Organização Mundial de Saúde (OMS) declarou o surto uma Emergência de Saúde Pública de Importância Internacional. A OMS recomendou que o nome provisório da doença que está a causar o atual surto fosse doença respiratória aguda 2019-nCoV. No acrónimo 2019-nCoV, "2019" é o ano em que o vírus foi detectado pela primeira vez, "n" significa "novo" e "CoV" corresponde à família dos coronavírus.

Em 11 de fevereiro de 2020, o Comité Internacional de Taxonomia dos Vírus (ICTV) decidiu designar o vírus como **síndrome respiratória aguda grave do coronavírus 2 (SARS-CoV-2)**, e a OMS decidiu finalmente designar a doença causada por este vírus como **COVID-19** (para a doença causada pelo coronavírus identificada em **2019**).[16] Na sequência de grandes surtos da doença em vários países, com milhares de mortes em todo o mundo, em 11 de março de 2020 a OMS declarou o surto como uma pandemia. O vírus parece ter sofrido mutações já após a sua transmissão original do hospedeiro ou reservatório animal para os seres humanos, dando origem a pelo menos duas estirpes diferentes. As análises genéticas populacionais de 103 genomas de SARS-CoV-2 indicaram que estes vírus evoluíram para dois tipos principais (designados L e S). Embora o tipo L (~70%) seja mais prevalente do que o tipo S (~30%), verificou-se que o tipo S é a versão ancestral. (Xiaolu Tang, 2020).

Embora ambos os tipos desempenhem um papel no atual surto, a maior prevalência do tipo L sugere que este é mais agressivo. No entanto, é importante ter em mente que os vírus sofrem mutações a toda a hora e que nem todas as mutações são indicativas de um aumento da gravidade da doença ou das taxas de transmissão. De facto, as diferenças entre os dois tipos do novo coronavírus são tão pequenas que os investigadores estão relutantes em classificá-los como estirpes separadas. Dado que vários grupos em todo o mundo estão a trabalhar numa vacina, conhecer o número exato de estirpes (ou tipos) do vírus é crucial porque, para ser eficaz, a eventual vacina terá de visar caraterísticas presentes em todas as estirpes (ou tipos) conhecidas. Felizmente, é pouco provável que muitas das diferenças genéticas identificadas afectem a produção de proteínas, o que significa que não deverá haver alterações significativas na forma como o vírus funciona ou nos sintomas que provoca. (Technology.org, 2020)[16]

Tabela.1 Fases e estratégia de preparação e resposta ao surto de COVID-19[18]

Fases	Número de Pacientes/dia esperados com COVID-19	Infra-estruturas de saúde existentes	NecessárioSaúde Infra-estruturas
Fase 1	1 -100	As infra-estruturas de saúde existentes podem normalmente suportar	Preparativos para a fase seguinte
Fase 2	100-500	Utilizar as infra-estruturas de saúde existentes, incluindo o sistema privado de cuidados de saúde, Os preparativos efectuados na fase 1 ajudarão a aliviar a situação	Preparativos para a fase seguinte
Fase 3	500- 1000	Infra-estruturas sanitárias existentes e preparativos efectuados nas fases 1 e 2	Preparativos para a fase seguinte
Fase 4	Mais de 1000	Infra-estruturas sanitárias existentes e preparativos efectuados na Fase 1, Fase 2 e Fase 3	Continuar a preparar-se para a pior situação possível

Tabela.2 Cronologia da propagação da COVID - 19 e decisões tomadas na Índia em 30 de março de 2020[18]

S.N.	Linha do tempo	Decisão tomada
1	30 de janeiro de 2020 Caso Corona Positivo - 1º	Primeiro caso de COVID-19
2	31 de janeiro de 2020 - 1 de fevereiro de 2020	Evacuação médica de 637 indianos e 7 maldivianos de Wuhan, China, o epicentro do Coronavírus
3	A partir de 15 de fevereiro de 2020 - Casos positivos - 03	Todos os viajantes que chegam, incluindo os cidadãos indianos provenientes de países com COVID-19 - China, Itália, Irão, República da Coreia, França, Espanha e Alemanha - devem ser colocados em quarentena durante um período mínimo de 14 dias.
4	6 de março de 2020 - Casos positivos - 31	Rastreio universal nos aeroportos indianos
5	10 de março de 2020 - Casos positivos - 50 - Morte - 1ª morte comunicada	• Primeira vítima mortal da COVID-19 na Índia, em Bengaluru • Festivais de cores "Holi" da DMany - cancelados
6	13 de março de 2020 - Casos positivos - 81 - Morte - 01	• A Índia coloca-se em quarentena em relação ao mundo - Suspende todos os vistos existentes, exceto os vistos diplomáticos, da ONU, oficiais, de emprego e de projectos. • A facilidade de viajar sem visto concedida aos titulares de cartões OCI é mantida em suspenso até 15 de abril de 2020
7	14 de março de 2020 a 16 de março de 2020 - Casos positivos - 118 - Óbitos - 02	• O Governo central decidiu tratar a COVID-19 como "catástrofe notificada", a primeira vez que se trata de uma pandemia. • Vários Estados colocaram os residentes sob restrições

		de viagem, de trabalho e de circulação até 31 de março em 75 distritos de todo o país, incluindo em grandes cidades como a capital Nova Deli, Mumbai, Bangalore, Chennai, Hyderabad e Calcutá. • Escolas e universidades fechadas como medida de precaução • A indústria do entretenimento suspendeu as filmagens, as cerimónias de entrega de prémios, incluindo as cerimónias dos prémios Padma, foram adiadas • DMovie lançamentos adiados • DBoard of Cricket Control adiou todos os torneios nacionais de críquete • Exames adiados • O Governo deu instruções à administração para não conceder autorizações para grandes eventos ou reuniões públicas • A Índia evacua 211 estudantes e 7 outras pessoas de Milão e 236 do Irão - todos em quarentena
S.N.	**Linha do tempo**	**Decisão tomada**
		• Ministério da Saúde, Governo da Índia, juntamente com os governos estaduais começou a trabalhar no aumento da capacidade de camas em vários hospitais para fazer face ao aumento súbito do número de casos • Hospitais privados são convidados a reservar camas para isolamento • O Conselho Indiano de Investigação Médica (ICMR) autorizou os laboratórios privados a efectuarem testes à COVID-19, com a restrição de que devem ser aconselhados pelo médico em causa, juntamente com um preço máximo de 4500 rupias por teste • A DMade 111 laboratórios operacionais com uma capacidade de teste semanal de 60.000 a 70.000 e cerca de 60 outros laboratórios privados estão em vias de ser aprovados. • Os Laboratórios Privados DSome propuseram-se não cobrar nada se os kits de teste forem fornecidos gratuitamente.
8	17 de março de 2020 - Casos positivos - 137	- Todos os centros comerciais, multiplexes, museus, ginásios, bares e restaurantes, jardins zoológicos, públicos
	- Óbitos - 03	lugares, lugares religiosos e encerrados até novo aviso • Tribunais - Tribunais Supremos, Tribunais Superiores e Tribunais Distritais ordenados a tratar apenas de assuntos urgentes e relacionados com a permanência • Todos os outros casos a serem tratados após 31 de março de 2020. • Foi criado o Grupo de Trabalho de Resposta

S.N.	Linha do tempo	Decisão tomada
		Económica à COVID-19 • Laboratórios privados acreditados autorizados a testar a COVID-19 • O sector privado deve permitir que os trabalhadores trabalhem a partir de casa sempre que possível • Os estudantes são aconselhados a ficar em casa. • Promover a educação em linha • DEssegurar o distanciamento social de 1 metro • Proibição alargada de viajar para além dos países afectados e proibição de entrada de todos os viajantes, incluindo indianos, a partir de 14 dias de isolamento para a União Europeia, a Associação Europeia de Comércio Livre, a Turquia e o Reino Unido a partir de 18 de março • DCarreira obrigatória por um período mínimo de 14 dias para as pessoas provenientes dos EAU, Qatar, Omã e Kuwait
9	18 de março de 2020 a 21 de março de 2020 - Casos positivos - 283 - Óbito - 04	• DMuitos distritos em vários estados foram completamente bloqueados. • Estão isentos da ordem os serviços essenciais, tais como mercearias, hospitais, farmácias, estações de serviço, serviços de telecomunicações e postais e restaurantes que entregam alimentos.
S.N.	**Linha do tempo**	**Decisão tomada**
		• O Governo da Índia anunciou a não os voos internacionais serão autorizados a aterrar a partir de 22 de março de 2020 • Poucos Estados proibiram os transportes públicos
10	22 de março de 2020 - Casos positivos - 360 - Óbitos - 07	• 14- Hora de recolher voluntário ao público 7:00 am to 21:00 - Altamente bem-sucedido • O Governo pede aos hospitais públicos e privados e a outras instituições médicas que reservem camas em caso de aumento dos casos • 3700 centenas de comboios ferroviários suprimidos • Cancelamento das operações da Metro Railways
		• Manifestação de solidariedade pública para agradecer e motivar os profissionais de saúde, aplaudindo, batendo palmas, tocando campainhas e soprando búzios, a partir de portas, varandas, telhados, estradas ou onde quer que seja, às 17h00 - Todo o país participou • As restrições foram alargadas a grande parte do país no final do domingo, obrigando efetivamente milhões de trabalhadores do enorme sector tecnológico e financeiro da Índia a trabalhar a partir de casa durante o resto do mês. • Os caminhos-de-ferro cancelaram todos os serviços

		de comboios de passageiros na sua vasta rede (760 milhões de km que transportaram 8 mil milhões de passageiros em 2018-19) até 31 de março de 2020. • Foram tomadas disposições adequadas para os passageiros que iniciaram a sua viagem durante a viagem e nos seus destinos
11	23 de março de 2020 - Casos positivos - 434 - Mortes - 09	• A Índia anunciou um confinamento súbito durante 21 dias, até 15 de abril de 2020 • Recolher obrigatório no Estado do Punjab
12	24 de março de 2020 - Casos positivos - 519 - Mortes - 09	• 1º kit de teste indiano para a COVID-19 concebido por laboratórios privados aprovado pelo ICMR, Índia • Custo: rs 1200/- O teste pode ser efectuado em 2,5 horas • Aconselhamento a todos os Estados/Territórios da União para que utilizem o fundo Cess para o bem-estar dos trabalhadores da construção civil: cerca de 52 000 milhões de rupias
S.N.	**Linha do tempo**	**Decisão tomada**
13	26 de março de 2020 - Casos positivos - 694 - Mortes -16	O Governo central anunciou um pacote económico no valor de 1,70 milhões de rupias como ajuda a vários sectores, especialmente os pobres e vulneráveis, para os ajudar a ultrapassar a crise do coronavírus
14	29 de março de 2020 - Casos positivos - 1024 - Mortes - 27	O Governo Central criou 11 grupos de alto nível com poderes para assegurar uma resposta abrangente e integrada à COVID-19 e para formular planos e tomar todas as medidas necessárias para a sua execução atempada, bem como para planear a estratégia para o período pós-encerramento
15	30 de março de 2020 - Casos positivos - 1227 - Mortes - 33	O Ministério da Saúde e do Bem-Estar Familiar (MOHFW) publicou recursos de formação para a gestão da COVID-19

CAPÍTULO 3

FISIOPATOLOGIA

A descrição geral da estrutura viral e do genoma dos CoVs é essencial para abordar a patogénese do SARS-CoV-2. Como descrito anteriormente, os CoVs são vírus de RNA de cadeia positiva, envelopados, com um nucleocapsídeo, e a estrutura genómica está organizada num +ssRNA de aproximadamente 30 kb de comprimento e com uma estrutura 5'-cap e uma cauda 3'-poli-A, o que o torna o maior entre os vírus de RNA. Após a entrada no hospedeiro, a replicação do ARN viral é iniciada com a síntese da poliproteína 1a/1ab (pp1a/pp1ab). A transcrição ocorre através do complexo de replicação-transcrição (RCT) organizado em vesículas de dupla membrana e através da síntese de sequências de RNAs subgenómicos (sgRNAs). Por outro lado, a terminação da transcrição ocorre em sequências reguladoras da transcrição, localizadas entre as chamadas open reading frames (ORFs) que funcionam como templates para a produção de mRNAs subgenómicos. Num genoma atípico de CoV, podem estar presentes pelo menos seis ORFs. Entre estas, um "frameshift" entre a ORF1a e a ORF1b orienta a produção dos polipéptidos pp1a e pp1ab, que são processados pela protease do tipo quimotripsina (3CLpro) ou pela protease principal (Mpro) codificadas pelo vírus, bem como por uma ou duas proteases do tipo papaína para a produção de proteínas não estruturais (NSPs 116) com funções de síntese e modificação do ARN conhecidas ou previstas. Para além da ORF1a e da ORF1b, outras ORFs codificam proteínas estruturais, incluindo proteínas da espícula, da membrana, do envelope e do nucleocapsídeo e cadeias proteicas acessórias. Os diferentes CoVs possuem proteínas estruturais e acessórias únicas traduzidas por sgRNAs específicos. A patogénese dos CoVs e do SARS-CoV-2 está relacionada com a função das NSPs e das proteínas estruturais. Por exemplo, os investigadores descreveram o papel das NSPs no bloqueio da resposta imunitária inata do hospedeiro. Entre as funções das proteínas estruturais, o envelope tem um papel crucial na patogenicidade do vírus, uma vez que promove a montagem e a libertação do vírus. Entre os elementos estruturais dos CoVs, encontram-se as glicoproteínas spike, compostas por duas subunidades (S1 e S2). Os homotrímeros das proteínas S compõem as espículas na superfície viral, orientando a ligação aos receptores do hospedeiro.[9]

Patogénese do SARS-CoV-2

Estruturalmente e filogeneticamente, o SARS-CoV-2 é semelhante ao SARS-CoV e ao MERS-CoV e é composto por quatro proteínas estruturais principais: espícula (S), glicoproteína do envelope (E), nucleocápside (N), proteína da membrana (M), juntamente com 16 proteínas não estruturais e 5-8 proteínas acessórias. A glicoproteína de superfície (S), que se assemelha a uma coroa, está localizada na superfície exterior do virião e sofre clivagem numa subunidade S1 com terminal amino (N), que facilita a incorporação do vírus na célula hospedeira, e numa subunidade S2 com terminal carboxilo (C), que contém um péptido de fusão, um domínio transmembranar e um domínio citoplasmático, responsável pela fusão da membrana vírus-célula. A subunidade S1 está ainda dividida num domínio de ligação ao recetor (RBD) e num domínio N-terminal (NTD), que facilita a entrada do vírus na célula hospedeira e serve de alvo potencial para neutralização em resposta a anti-soros ou vacinas. O RBD é um domínio peptídico fundamental na patogénese da infeção, uma vez que representa um local de ligação para os receptores humanos da enzima conversora da angiotensina 2 (ACE2). A inibição do sistema renina-angiotensina-aldosterona (SRAA), tal como previamente hipotetizado, não aumenta o risco de hospitalização por COVID-19 e de doença grave.

O SARS-CoV-2 entra nas células do hospedeiro através da ligação do SARS-CoV-2 spike ou proteína S (S1) aos receptores ACE2, abundantes no epitélio respiratório, como as células epiteliais alveolares do tipo II. Para além do epitélio respiratório, os receptores ACE2 são também expressos noutros órgãos, como o esófago superior, os enterócitos do íleo, as células do miocárdio, as células tubulares proximais do rim e as células uroteliais da bexiga. O processo de ligação viral é seguido pela ativação da subunidade S2 da proteína spike pela serina protease 2 transmembranar do hospedeiro (TMPRSS2), que facilita a entrada nas células e a subsequente endocitose da replicação viral com a formação de viriões.

Em resumo, o RBD da spike permite a ligação ao recetor ACE2 nos pulmões e noutros tecidos. A proteína spike de um sítio de aminoácidos (sítio polibásico) permite o processamento funcional da mesma pela enzima humana furina (protease). Este processo permite a exposição das sequências de fusão e, por conseguinte, a fusão das membranas viral e celular, uma passagem necessária para o vírus entrar na célula.[9]

REPLICAÇÃO

A infeção começa quando o vírus entra na célula hospedeira, a partícula do vírus não está revestida e a proteína spike liga-se ao seu recetor complementar da célula hospedeira. Após a ligação, uma enzima proteolítica da célula hospedeira cliva e ativa a macromolécula da espícula ligada ao recetor. Dependendo da enzima proteolítica disponível na célula hospedeira, a clivagem e a ativação permitem a entrada na célula através de endocitose ou fusão direta do envelope viral com a membrana do hospedeiro. (SA 16) A estrutura química do ARN do coronavírus é constituída por uma cabeça 5' metilada e uma cauda 3' poliadenilada, através das quais o ARN se liga aos ribossomas livres da célula hospedeira. Isto leva ao processo de tradução e formação de uma longa cadeia polipeptídica. Esta proteína tem as suas enzimas (proteases) que quebram a poliproteína em múltiplas proteínas não estruturais.

Os coronavírus (CoVs) são a família dos vírus que têm espinhos que se projectam da sua superfície. São vírus de ARN envelopados, caracterizados por espículas em forma de taco que se projectam da sua superfície e têm um processo de replicação único. Estes vírus são a causa de muitos tipos de doenças em mamíferos e aves, provocando enterites em vacas e porcos e infecções respiratórias superiores em seres humanos, que podem ser fatais. Nesta revisão, fizemos uma breve introdução aos coronavírus, descrevendo em pormenor a sua replicação e atividade patogénica, medidas preventivas e estratégias de tratamento. Vamos aprofundar a discussão sobre os surtos do Coronavírus da Síndrome Respiratória Aguda Grave (SARS-CoV), altamente patogénico, e do Coronavírus da Síndrome Respiratória do Médio Oriente (MERS-CoV), recentemente descoberto.[19]

Mecanismo de invasão do SARS-CoV-2 nas células hospedeiras

Os coronavírus são vírus de ARN de cadeia simples, de sentido positivo, com um envelope de cerca de 30 kb. Infectam uma grande variedade de espécies hospedeiras. Estão amplamente divididos em quatro géneros: a, P, y e 5, com base na sua estrutura genómica. Os coronavírus a e P infectam apenas mamíferos. Os coronavírus humanos, como o 229E e o NL63, são responsáveis pela constipação comum e pelo crupe e pertencem a um coronavírus. Em contrapartida, o SARSCoV, o coronavírus da síndrome respiratória do Médio Oriente (MERS-CoV) e o SARS-CoV-2 são classificados como coronavírus P. O ciclo de vida do vírus com o hospedeiro consiste nas seguintes 5 etapas: ligação, penetração, biossíntese, maturação e libertação. Quando os vírus se ligam aos receptores do hospedeiro (ligação), entram nas células do hospedeiro através de endocitose ou fusão de membranas (penetração). Quando o conteúdo viral é libertado no interior das células hospedeiras, o ARN viral entra no núcleo para se replicar. O ARNm viral é utilizado para produzir proteínas virais (biossíntese). Em seguida, são produzidas novas partículas virais (maturação) e libertadas. Os coronavírus são constituídos por quatro proteínas estruturais: a espícula (S), a membrana (M), o envelope (E) e o nucleocapsídeo (N). A Spike é composta por uma glicoproteína trimétrica transmembranar que sobressai da superfície viral e que determina a diversidade dos coronavírus e o tropismo do hospedeiro. A Spike compreende duas subunidades funcionais; a subunidade S1 é responsável pela ligação ao recetor da célula hospedeira e a subunidade S2 pela fusão das membranas viral e celular. A enzima conversora de angiotensina 2 (ACE2) foi identificada como um recetor funcional para o SARS-CoV. A análise estrutural e funcional mostrou que o pico para o SARS-CoV-2 também se ligava à ACE2. A expressão da ACE2 foi elevada no pulmão, coração, íleo, rim e bexiga. Nos pulmões, a ACE2 foi altamente expressa nas células epiteliais dos pulmões. É necessário investigar mais aprofundadamente se o SARS-CoV-2 se liga ou não a um alvo adicional. Após a ligação do SARS-CoV-2 à proteína hospedeira, a proteína spike sofre clivagem por protease. Foi proposto como modelo uma clivagem sequencial de proteases em duas fases para ativar a proteína spike do SARS-CoV e do MERS-CoV, que consiste na clivagem no local de clivagem S1/S2 para o priming e uma clivagem para a ativação no local S'2, uma posição adjacente a um péptido de fusão dentro da subunidade S2. Após a clivagem no local de clivagem S1/S2, as subunidades S1 e S2 permanecem ligadas de forma não covalente e a subunidade S1 distal contribui para a estabilização da subunidade S2 ancorada na membrana no estado de pré-fusão. A clivagem subsequente no local S'2 presumivelmente ativa o spike para a fusão da membrana através de alterações conformacionais irreversíveis. A espícula do vírus corona é invulgar entre os vírus porque uma série de proteases diferentes podem clivá-la e activá-la. A caraterística única do SARS-CoV-2 entre os coronavírus é a existência de um local de clivagem da furina (sequência "RPPA") no local S1/S2. O sítio S1/S2 do SARS-CoV-2 foi inteiramente sujeito a clivagem durante a biossíntese, num contraste drástico com o SARS-CoV spike, que foi incorporado na montagem sem clivagem. Embora o local S1/S2 também tenha sido sujeito a clivagem por outras proteases, tais como a protease transmembranar serina 2 (TMPRSS2) e a catepsina L, a expressão ubíqua da furina provavelmente torna este vírus muito patogénico.[24]

Resposta do hospedeiro ao SARS-CoV-2

Os sintomas dos doentes infectados com o SARS-CoV-2 variam desde sintomas mínimos até à insuficiência respiratória grave com falência de múltiplos órgãos. Na tomografia computorizada (TC), a opacificação pulmonar caraterística em vidro despolido pode ser observada mesmo em doentes assintomáticos. Uma vez que o ACE2 é altamente expresso no lado apical das células epiteliais do pulmão no espaço alveolar, este vírus pode provavelmente entrar e destruí-las. Isto coincide com o facto de a lesão pulmonar precoce ser frequentemente observada nas vias aéreas distais.

As células epiteliais, os macrófagos alveolares e as células dendríticas (CD) são três componentes principais da imunidade inata nas vias respiratórias. As CDs residem por baixo do epitélio. Os macrófagos estão localizados no lado apical do epitélio. As CDs e os macrófagos funcionam como células imunes inatas para combater os vírus até que a imunidade adaptativa esteja envolvida. As respostas mediadas por células T contra os coronavírus foram previamente analisadas. As respostas das células T são iniciadas pela apresentação de antigénios através das CD e dos macrófagos. Como é que o SARS-CoV-2 entra nas APCs? As DCs e os macrófagos podem fagocitar células apoptóticas infectadas pelo vírus. Por exemplo, as células epiteliais apoptóticas infectadas com o vírus podem ser fagocitadas por CDs e macrófagos, o que leva à apresentação de antigénios às células T. Ou as CDs e os macrófagos podem ser infectados principalmente com vírus? Com base na base de dados do Genoma Imunológico (http:// rstats.immgen.org), a expressão de ACE2 nas células dendríticas (esplénicas) e nos macrófagos alveolares está presente mas é limitada. Determinar se o SARS-CoV-2 utiliza ou não outra proteína para se ligar às APCs ajuda a responder a esta questão. O SARS-CoV pode também ligar-se à molécula de adesão intercelular específica das células dendríticas-3-grabbing nonintegrin (DC-SIGN) e à proteína relacionada com a DC-SIGN (DC- SIGNR, L-SIGN), para além da ACE2. A DC-SIGN é altamente expressa em células dendríticas e macrófagos. Outro alvo para o SARS-CoV-2, se existir, pode ajudar o vírus a infetar diretamente as DC e os macrófagos alveolares. Esta questão necessita de investigação futura. Estas células apresentadoras de antigénios deslocam-se para os gânglios linfáticos de drenagem para apresentar os antigénios virais às células T. As células T CD4+ e CD8+ desempenham um papel fundamental. As células T CD4+ activam as células B para promover a produção de anticorpos específicos do vírus, enquanto as células T CD8+ podem matar as células infectadas pelo vírus.

Os estudos imunológicos foram registados principalmente em doentes com COVID-19 grave. Os doentes com doenças graves apresentaram linfopenia, nomeadamente a redução das células T do sangue periférico. Os doentes com doenças graves apresentavam concentrações plasmáticas aumentadas de citocinas pró-inflamatórias, incluindo interleucina (IL)-6, IL-10, fator estimulador de colónias de granulócitos (G-CSF), proteína quimioatraente de monócitos 1 (MCP1), proteína inflamatória de macrófagos (MIP)1a e fator de necrose tumoral (TNF)-a. Quanto mais graves eram as condições dos doentes, mais elevados eram os seus níveis de IL-6. As células T CD4+ e CD8+ estavam activadas nestes doentes, como sugerido pela maior expressão de CD69, CD38 e CD44. Uma percentagem mais elevada de subconjuntos de receptores de ponto de verificação Tm3+PD-1+ nas células T CD4+ e CD8+ mostrou que as células T também estavam exaustas. O membro A do grupo NK 2 (NKG2A), outro marcador de exaustão, estava elevado nas células T CD8+.

A exaustão das células T poderia ter levado à progressão da doença. Outra descoberta interessante foi o facto de terem sido observadas células T CD4+ patogénicas aberrantes com coexpressão de interferão (IFN)-y e fator estimulador de colónias de granulócitos-macrófagos (GM-CSF) em doentes com COVID-19 com doença grave. A produção de GM-CSF a partir de células T foi anteriormente descrita como uma resposta à infeção por vírus. O GM-CSF pode ajudar a diferenciar as células imunitárias inatas e aumentar a função das células T, mas pode provocar danos nos tecidos em excesso. As células T CD4+ GM-CSF+IFN-y+ foram previamente observadas após fortes respostas do recetor de células T (TCR) em modelos de encefalomielite autoimune experimental (EAE), em que as células T CD8+ que expressam GM-CSF foram encontradas em maior percentagem e segregaram IL-6. É de salientar que estes estudos imunológicos foram exclusivamente realizados em doentes adultos. As respostas imunológicas na população pediátrica precisam de ser examinadas. O estudo do SARS-CoV mostrou que as células epiteliais pulmonares infectadas com o vírus produziam IL-8 para além de IL-6. A IL-8 é um quimio-atractor bem conhecido para neutrófilos e células T.

A infiltração de um grande número de células inflamatórias foi observada nos pulmões de doentes com COVID-19 grave, e estas células consistem presumivelmente numa constelação de células imunitárias inatas e células imunitárias adaptativas. Entre as células imunes inatas, esperamos que a maioria seja de neutrófilos. Os neutrófilos podem atuar como uma faca de dois gumes, uma vez que podem induzir lesões pulmonares. A maioria das células imunitárias adaptativas infiltrantes observadas eram provavelmente células T, tendo em conta que foi registada uma redução significativa das células T circulantes. As células T CD8+ são células T citotóxicas primárias. Os doentes graves também apresentaram células T citotóxicas patológicas derivadas de células T CD4+. Estas células T citotóxicas podem eliminar o vírus, mas também contribuem para a lesão pulmonar. Os monócitos circulantes respondem ao GM-CSF libertado por estas células T patológicas.

Subconjuntos de monócitos inflamatórios CD14+CD16+, que raramente existem em controlos saudáveis e que também foram encontrados numa percentagem significativamente mais elevada em doentes com COVID-19. Estes monócitos inflamatórios CD14+CD16+ tinham uma expressão elevada de IL-6, o que provavelmente acelerou a progressão da resposta inflamatória sistémica. Uma nota interessante é o facto de a ACE2 ter sido significativamente expressa em células linfóides inatas (ILC)2 e ILC3. As células NK são um membro das ILC1, que constituem uma grande parte das ILC no pulmão (~95%). As ILC2 e ILC3 actuam na homeostase da mucosa. Até à data, há um estudo muito limitado das ILC2 e ILC3 na infeção por coronavírus. Para além dos sintomas respiratórios, foram observadas tromboses e embolias pulmonares em doenças graves. Isto está de acordo com a constatação de que foram observados níveis elevados de d-dímero e fibrinogénio em doenças graves.

A função do endotélio inclui a promoção da vasodilatação, fibrinólise e anti-agregação. Uma vez que o endotélio desempenha um papel importante na regulação trombótica, os perfis de hipercoagulabilidade observados em doenças graves indicam provavelmente uma lesão endotelial significativa. As células endoteliais também expressam ACE2. De notar que as células endoteliais representam um terço das células pulmonares. A permeabilidade microvascular resultante da lesão endotelial pode facilitar a invasão viral.[24]

Efeito do SARS-CoV-2 no sistema respiratório/ Patogénese da pneumonia induzida pelo SARS-CoV-2

A COVID-19 é considerada principalmente uma doença viral respiratória e vascular, uma vez que o seu agente causador, o SARS-CoV-2, afecta predominantemente os sistemas respiratório e vascular.

A patogénese da pneumonia induzida pelo SARS-CoV-2 é melhor explicada por duas fases, uma fase inicial e uma fase tardia. A fase inicial é caracterizada pela replicação viral que resulta em danos diretos nos tecidos mediados pelo vírus, a que se segue uma fase tardia em que as células hospedeiras infectadas desencadeiam uma resposta imunitária com o recrutamento de linfócitos T, monócitos e o recrutamento de neutrófilos, que libertam citocinas como o fator de necrose tumoral-a (TNF a), o fator estimulador de colónias de granulócitos-macrófagos (GM-CSF), a interleucina-1 (IL-1), a interleucina-6 (IL-6), a IL-10, a IL-8, a IL-12 e o interferão (IFN)-y. Na COVID-19 grave, a sobreactivação do sistema imunitário resulta numa "tempestade de citocinas" caracterizada pela libertação de níveis elevados de citocinas, especialmente IL-6 e TNF-a, na circulação, causando uma resposta inflamatória local e sistémica. O aumento da permeabilidade vascular e o subsequente desenvolvimento de edema pulmonar em doentes com COVID-19 grave são explicados por múltiplos mecanismos, que incluem a) endotelite em resultado da lesão viral direta e da inflamação perivascular que conduz à deposição microvascular e de microtrombina b) desregulação do SRAA devido ao aumento da ligação do vírus aos receptores ACE2 e c) ativação da via da calicreína-bradicinina, cuja ativação aumenta a permeabilidade vascular, d) aumento da contração das células epiteliais, causando inchaço das células e perturbação das junções intercelulares. Para além da IL-6 e do TNF-a, a ligação do SARS-CoV-2 ao recetor Toll-Like (TLR) induz a libertação de pro-IL-10, que é clivada na IL-10 madura ativa que medeia a inflamação pulmonar, até à fibrose.[9]

Efeito do SARS-CoV-2 nos sistemas de órgãos extrapulmonares

Embora o sistema respiratório seja o principal alvo do SARS-CoV-2, como descrito acima, pode afetar outros sistemas de órgãos importantes, como o trato gastrointestinal (GI), hepatobiliar, cardiovascular, renal e o sistema nervoso central. A disfunção orgânica induzida pelo SARS-CoV-2, em geral, é possivelmente explicada por um ou por uma combinação dos mecanismos propostos, tais como toxicidade viral direta, lesão isquémica causada por vasculite, trombose ou trombo-inflamação, desregulação imunitária e desregulação do sistema renina-angiotensina-aldosterona (RAAS).

Sistema cardiovascular (CVS): Embora o mecanismo exato do envolvimento cardíaco na COVID-19 seja desconhecido, é provável que seja multifatorial. As células do miocárdio também apresentam receptores ACE2, o que implica uma citotoxicidade direta do SARS-CoV-2 no miocárdio, levando à miocardite. As citocinas pró-inflamatórias, como a IL-6, também podem levar a inflamação vascular, miocardite e arritmias cardíacas. A síndrome coronária aguda (SCA) é uma manifestação cardíaca bem reconhecida da COVID-19 e deve-se provavelmente a múltiplos factores que incluem, entre outros, a hipercoagulabilidade associada à COVID-19, a libertação de citocinas pró-inflamatórias, o agravamento da doença arterial coronária grave preexistente, cardiomiopatia de stress e distúrbios hemodinâmicos associados, que podem reduzir o fluxo sanguíneo coronário, reduzir o fornecimento de oxigénio, resultando na desestabilização da microtrombogénese da placa coronária ou no agravamento da doença arterial coronária grave preexistente.[9]

Hematológico: O SARS-CoV-2 tem um efeito significativo nos sistemas hematológico e hemostático. O mecanismo da leucopenia, uma das anomalias laboratoriais mais comuns encontradas na COVID-19, é desconhecido. Foram postuladas várias hipóteses que incluem a destruição de linfócitos mediada pela ACE 2 por invasão direta pelo vírus, a apoptose de linfócitos devido a citocinas pró-inflamatórias e a possível invasão do vírus nos órgãos linfáticos. A trombocitopenia é pouco frequente na COVID-19 e deve-se provavelmente a múltiplos factores que incluem a supressão de plaquetas mediada pelo vírus, a formação de auto-anticorpos e a ativação da cascata de coagulação que resulta no consumo de plaquetas. A trombocitopenia e a neutrofilia são consideradas uma caraterística da doença grave. Embora seja bem conhecido que a COVID-19 está associada a um estado de hipercoagulabilidade, os mecanismos exactos que levam à ativação do sistema de coagulação são desconhecidos e provavelmente atribuídos à resposta inflamatória induzida por citocinas. A patogénese desta hipercoagulabilidade associada é multifatorial e é provavelmente induzida por lesões diretas do endotélio vascular mediadas por vírus ou induzidas por citocinas, que levam à ativação de plaquetas, monócitos e macrófagos, ao aumento da expressão do fator tecidular, do fator de von Willebrand e do fator VIII, o que resulta na produção de trombina e na formação de coágulos de fibrina.Outros mecanismos que têm sido propostos incluem possíveis sequelas pró-trombóticas induzidas por fagócitos mononucleares, distúrbios nas vias do sistema renina-angiotensina (RAS) e microangiopatia mediada pelo complemento.

Sistema Nervoso Central (SNC): Há evidências emergentes de receptores ACE2 em cérebros humanos e de ratos, implicando a potencial infeção do cérebro pelo SARS-CoV-2. As possíveis vias pelas quais o SARS-CoV-2 pode invadir o sistema nervoso central são a transferência trans-sináptica através de neurónios infectados através do nervo olfativo, infeção de células endoteliais vasculares, ou migração de leucócitos através da barreira hemato-encefálica.

Trato gastrointestinal (GI): A patogénese das manifestações GI da COVID-19 é desconhecida e é provavelmente considerada multifatorial devido a vários mecanismos potenciais que incluem a citotoxicidade viral direta da mucosa intestinal mediada pela ACE 2, a inflamação induzida por citocinas, a disbiose intestinal e as anomalias vasculares.

Hepatobiliar: Embora a patogénese da lesão hepática em doentes com COVID-19 seja desconhecida, a lesão hepática na COVID-19 é provavelmente multifatorial e é explicada por muitos mecanismos isolados ou em combinação, que incluem a replicação viral mediada pela ACE-2 no fígado, danos diretos mediados pelo vírus, lesão hipóxica ou isquémica, resposta inflamatória imunomediada, lesão hepática induzida por medicamentos (DILI) ou agravamento da doença hepática pré-existente.

Renal: A patogénese da lesão renal associada à COVID-19 é desconhecida e é provavelmente multifatorial, explicada por um único fator ou por uma combinação de vários factores, como a lesão citotóxica direta do vírus, o desequilíbrio do SRAA, o estado hiperinflamatório induzido por citocinas associadas, a lesão microvascular e o estado pró-trombótico associado à COVID-19. Outros factores, como a hipovolemia associada, os potenciais agentes nefrotóxicos e a sepsia nosocomial, podem também contribuir potencialmente para a lesão renal. Durante a fase inicial da pandemia, um estudo de sete meses realizado por Ziemba et.al. referiu que as mortes por 1000 doentes entre os doentes com DRT durante a pandemia excederam a taxa de mortalidade esperada entre os doentes com DRT com base nos dados dos anos anteriores ao início da pandemia.

Implicações das novas variantes do SARS-CoV-2 na patogénese da COVID-19 A variação genética nos genes virais do SARS-CoV-2 pode ter implicações na sua patogénese, especialmente se envolver o RBD, que medeia a entrada viral nas células hospedeiras e é um alvo essencial dos anticorpos monoclonais dos soros vacinais. Todos os cinco COV comunicados -Alpha(B.1.1.7); Beta(B.1.351); Gamma (P.1); Delta(B.1.617.2); e Omicron (B.1.1.529) - têm mutações na RBD e no NTD, das quais a mutação N501Y localizada na RBD é comum a todas as variantes, exceto a variante Delta, que resulta numa maior afinidade da proteína spike com os receptores ACE 2, aumentando a ligação viral e a sua subsequente entrada nas células hospedeiras. Juntamente com o NBD, o RBD serve como alvo dominante de neutralização e facilita a produção de anticorpos em resposta a anti-soros ou vacinas. Dois estudos recentes de pré-impressão (não revistos por pares) referiram que uma única mutação de N501Y aumenta a afinidade entre RBD e ACE2 aproximadamente dez vezes mais do que a estirpe ancestral (N501-RBD). Curiosamente, a afinidade de ligação da variante B.1.351 e da variante P.1 com as mutações N417/K848/Y501-RBD e ACE2 foi muito inferior à da N501Y-RBD e ACE2.[9]

CAPÍTULO 4

RESPOSTA IMUNITÁRIA NA COVID-19

Impactos da COVID-19 no corpo humano A COVID-19 é um vírus ARN com um aspeto semelhante a uma coroa. O seu diâmetro é de aproximadamente 60-140 nm. De um lado, tem uma superfície côncava com uma crista. Tem uma interface de ligação maior, bem como mais contactos com o ACE2. Consegue estabelecer um melhor contacto com a hélice N-terminal da ACE2 e tem maior afinidade. [32,33] É transmitida através de gotículas respiratórias provenientes da tosse e dos espirros e entra no sistema nasal através da inalação e começa a replicar-se. A ACE2 é o principal recetor do vírus da COVID-19. [34] A proteína spike (proteína S) presente na superfície da COVID-19 é comprimida no interior da célula hospedeira, ligando-se ao recetor ACE2. Aqui, a enzima furinis está presente na célula hospedeira e desempenha um papel vital para a entrada do vírus, que estava ausente no SARS-CoV. [30]

Em seguida, o vírus começa a propagar-se com uma resposta imunitária inata limitada e pode ser detectado por esfregaços nasais. O vírus propaga-se então e atinge o trato respiratório, onde enfrenta uma resposta imunitária inata mais robusta. Nesta fase, a doença manifesta-se clinicamente e uma citocina da resposta inata pode ser preditiva da evolução clínica subsequente. Nas infecções beta e lambda, as células epiteliais infectadas pelo vírus são a principal fonte. A doença será ligeira em 80% dos doentes infectados e restringe-se sobretudo às vias aéreas superiores e condutoras. Com uma terapia sintomática conservadora, estes indivíduos podem ser monitorizados e vigiados em casa. Aproximadamente 20% dos doentes infectados desenvolvem infiltrados pulmonares e alguns destes desenvolvem doença muito grave.

A taxa de mortalidade dos doentes graves com COVID-19 pode atingir 49%, com base num estudo epidemiológico recente do CDC da China. Em Wuhan, foram estudados 292 doentes com COVID-19. A idade foi o fator de risco dos doentes com um estado grave, tal como demonstrado pelo algoritmo Lasso. Quando a idade dos doentes com um estado grave aumentou 5 anos, o risco aumentou 15,15%. A maioria dos doentes com COVD-19 eram idosos do grupo grave, com doenças de base. A doença pulmonar obstrutiva crónica, a hipertensão arterial, o tumor maligno, a doença coronária e a doença renal crónica foram mais frequentes no grupo grave do que no grupo ligeiro. Dos 145 casos graves, 51 doentes faleceram (34,69%), sendo que 90,2% dos doentes que faleceram tinham mais de 60 anos. Quarenta doentes tinham doença básica em 51 mortes (78,43%). Os relatórios demonstraram que os doentes com mais de 60 anos que têm comorbilidades, especialmente hipertensão, estão em risco de doença grave e morte por infeção por SARS-CoV-2. [35-37]

Mecanismo dos sistemas imunitários do corpo humano contra a COVID-19

Como não existe nenhum medicamento ou vacina registada contra a COVID-19, o sistema imunitário é a melhor defesa porque apoia a capacidade natural do organismo de se defender contra agentes patogénicos (por exemplo, vírus, bactérias, fungos, protozoários e vermes) e resiste às infecções. Enquanto o sistema imunitário estiver a funcionar normalmente, infecções como a COVID-19 passam despercebidas. Os três tipos de imunidade são a imunidade inata (resposta rápida), a imunidade adaptativa (resposta lenta) e a imunidade passiva. A imunidade passiva tem dois tipos: a imunidade natural, recebida do lado materno, e a imunidade artificial, recebida dos medicamentos. As respostas cutâneas e inflamatórias começam quando o corpo é afetado. No entanto, quando o corpo encontra germes ou vírus pela primeira vez, o sistema imunitário não consegue funcionar corretamente e pode ocorrer uma doença. Este cenário é o que se verificou no caso da COVID-19.

Quando as células do sistema imunitário são educadas, completam o seu trabalho recirculando entre os órgãos linfóides centrais e periféricos e migrando para e dos locais de lesão através do sangue. O sangue transporta as células imunitárias naive e educadas de um local para outro, à medida que flui por todo o corpo, e actua como uma conduta para o sistema imunitário. As células entram novamente na corrente sanguínea para serem transportadas para os tecidos de todo o corpo depois de saírem destes nódulos através dos vasos linfáticos de saída. Estão atualmente disponíveis muitos ensaios de perfil molecular e celular para o estudo do sistema imunitário humano. O nível de avanço dos instrumentos aumentou (por exemplo, os citómetros de fluxo policromáticos melhoraram). Nos domínios da genómica e da pro-teómica, também se verificaram grandes avanços tecnológicos, criando uma facilidade única para o estudo dos seres humanos na saúde e na doença, em que a heterogeneidade inerente impõe a análise de grandes colecções de amostras. Depois de ser afetado por respostas imunitárias virais para mediar anticorpos. As células B são assistidas por células T para se diferenciarem em células plasmáticas, que produzem então anticorpos específicos para um antigénio viral. Um anticorpo neutralizante é eficaz no bloqueio total da penetração do vírus nas células hospedeiras, limitando a infeção, e desempenha um papel protetor muito intenso na fase tardia da infeção e previne a recidiva da infeção. Em contrapartida, pode observar-se uma resposta de imunidade celular no interior das células infectadas, que é mediada pelos linfócitos T. A resposta imunitária adaptativa global é dirigida por células T auxiliares, e as células T citotóxicas desempenham um papel vital na eliminação e limpeza das células infectadas pelo vírus. A informação do SARS-CoV e do MERS-CoV pode permitir a exploração de conhecimentos para compreender como o SARS-CoV-2 escapa à resposta imunitária do hospedeiro, uma vez que os dados sobre o SARS-CoV-2 permanecem limitados. Nomeadamente, 80% da sequência de ARN do SARS-CoV e 50% da sequência de ARN do MERS-CoV

correspondem ao ARN do SARS-CoV-2, e o SARS-CoV-2 apresenta regiões genómicas adicionais. Em comparação com o SARS-CoV e outros vírus corona intimamente relacionados, a sua proteína S é 20-30 aminoácidos mais longa.

Assim, o SARS-CoV-2 tem estratégias de evasão imunitária semelhantes, mas um mecanismo adicional permanece por descobrir.[39]

A sinopse de Shi et al. baseia-se no senso comum clínico. Eles propuseram algumas abordagens normais para o tratamento de pacientes com COVID-19. Afirmaram que a fase de proteção baseada na defesa imunitária em duas fases e a divisão da fase de danos provocados pela inflamação são essenciais. Na primeira fase, os médicos devem tentar reforçar a resposta imunitária e, na segunda fase, devem tentar suprimi-la. A vitamina B3 deve ser utilizada imediatamente após o início da tosse, uma vez que é altamente protetora dos pulmões. Quando a dificuldade respiratória começa, a hialuronidase pode ser administrada por via intratraqueal e, simultaneamente, o 4-MU pode ser utilizado para inibir a HAS2. É evidente que a informação sobre a suscetibilidade será fornecida pela tipagem HLA para a definição de estratégias de prevenção, tratamento, vacinação e abordagens clínicas.

Razões para o insucesso A principal causa de mortalidade dos doentes com COVID-19 é a insuficiência respiratória provocada pela síndrome de dificuldade respiratória aguda. A linfohistiocitose hemofagocítica secundária (sHLH) é caracterizada por hipercitocinémia fulminante e fatal com falência de múltiplos órgãos e é pouco reconhecida. A sHLH, assemelhada a um perfil de citocinas, está associada à gravidade da doença COVID-19, caracterizada por um aumento da interleucina (IL)- 2, IL-7, proteína 10 induzível por interferão, fator estimulador de colónias de granulócitos, proteína 1 inflamatória de macrófagos, proteína 1 quimioatraente de monócitos e fator de necrose tumoral (TNF-). [38] Um estudo multicêntrico retrospetivo recente de previsão de mortalidade de 150 casos confirmados de COVID-19 em Wuhan, China, incluiu ferritina e IL-6 elevadas, sugerindo que a mortalidade pode dever-se a hiperinflamação causada por vírus. [39]

CAPÍTULO 5

TRANSMISSÃO DA COVID-19

A transmissão zoonótica parecia inicialmente ser uma causa plausível, uma vez que a maioria dos primeiros casos tinha uma história de exposição a mercados húmidos. No entanto, no final de janeiro de 2020, o número de pessoas que desenvolveram a doença sem exposição ao mercado ou a outra pessoa com sintomas respiratórios aumentou. A propagação da doença entre pessoas que não visitaram Wuhan e entre os profissionais de saúde sugeriu uma propagação do vírus de pessoa para pessoa. O modo exato de transmissão deste vírus é desconhecido. Mas, tal como acontece com outros vírus respiratórios, a infeção por gotículas, direta ou indiretamente, através de fómites é provavelmente o modo predominante de transmissão. Atualmente, não existem provas da transmissão do vírus por via aérea. Embora tenham sido detectadas partículas de vírus em amostras de fezes de doentes sintomáticos e convalescentes, o risco de transmissão feco-oral não é claro.[66]

O vírus que causa a doença do coronavírus 19 (COVID-19) é uma infeção viral altamente transmissível e patogénica, que se transmite principalmente através do contacto com gotículas respiratórias e não através do ar. As pessoas podem apanhar a doença do coronavírus 19 (COVID-19) principalmente de outras pessoas que estejam infectadas. Uma única tosse pode fazer circular até 3.000 gotículas. O vírus também se dissemina durante muito tempo na matéria fecal, pelo que quem não lavar bem as mãos depois de ir à casa de banho pode contaminar tudo aquilo em que toca. Tal como acontece com muitos vírus respiratórios, incluindo a gripe, a COVID-19 pode ser transmitida através do contacto próximo com pequenas gotículas libertadas pelas secreções do trato respiratório superior de indivíduos infectados, por exemplo, espirros, constipação comum ou tosse com o nariz e a boca. É por isso que se deve manter uma distância superior a 1 metro (3 pés) de uma pessoa que esteja doente. O vírus também pode ser transmitido através da contaminação de superfícies, quando estas gotículas pousam em objectos e superfícies à volta da pessoa e outra pessoa toca nesses objectos ou superfícies e toca ainda nos olhos, nariz ou boca, o que faz com que essas pessoas apanhem COVID-19.[68,69]

Transmissão do Covid-19: Estudos epidemiológicos revelaram o facto de existirem 3 factores envolvidos na transmissão do nCoV-19, a saber[65]

• **Fonte de infeção:** Os hospedeiros naturais do SARS-CoV-2 foram considerados morcegos, de acordo com o estudo efectuado pelo Instituto de Virologia de Wuhan. Verificou-se uma semelhança de 96,2% na sequência entre a Covid-19 e o coronavírus dos morcegos, utilizando a tecnologia de sequenciação de genes. Os pangolins foram considerados como hospedeiros intermediários do Covid-19. Estudos realizados com tecnologias como a sequenciação macrogenómica, a deteção biológica molecular e a análise por microscopia eletrónica revelaram uma semelhança de 99% entre o Covid-19 isolado dos pangolins e as estirpes do vírus que infectam atualmente os seres humanos. .

• **Via de transmissão:** As vias de transmissão mais comuns incluem gotículas, aerossóis e contacto próximo com os doentes infectados. As gotículas respiratórias (tamanho >5- 10цт de diâmetro) produzidas pela pessoa infetada durante a tosse ou espirro são ingeridas ou inaladas por pessoas próximas, o que leva à transmissão. Os aerossóis (com tamanho <5um de diâmetro) são formados pela mistura de gotículas respiratórias no ar, quando inalamos altas doses de aerossóis nos pulmões, isso leva à infeção. O contacto de uma pessoa com uma superfície ou objeto contaminado com o vírus e o subsequente contacto com outras partes do corpo, como o nariz, a boca e os olhos, conduz à transmissão do vírus por contacto. Com base nas provas, os relatórios sugerem que o trato digestivo pode ser outra via de infeção, uma vez que os investigadores detectaram vírus nas fezes, no trato gastrointestinal, na saliva e na urina. As lágrimas e as secreções conjuntivais dos doentes com Covid-19 também foram detectadas com a presença do vírus SARS-CoV-2. São necessários estudos mais avançados para saber mais sobre a possibilidade de transmissão vertical do vírus entre a mãe e os bebés. Subclínica pessoas sintomáticas ou assintomáticas foram consideradas como fontes de infeção por Covid-19. O vírus invade o SNC principalmente através da via olfactiva, mas cresce melhor nas células epiteliais primárias das vias respiratórias humanas.

• **Suscetibilidade de infeção:** Os estudos epidemiológicos indicam que as pessoas idosas são mais susceptíveis à infeção. As pessoas imunocomprometidas, como as que sofrem de cancro, doenças auto-imunes, SIDA, doenças pulmonares e hipertensão arterial, são também mais vulneráveis à infeção. Com base em estudos clínicos efectuados, o período de incubação mediano foi de 3 dias (intervalo 0-24) e o tempo mediano desde o início dos sintomas até à morte foi de 14 dias, sendo este período de incubação mediano para a Covid-19 mais curto do que o da infeção por SARS e MERS. A latência máxima da Covid-19 foi observada em 24 dias, o que pode aumentar o risco de transmissão. A taxa de progressão da doença nos idosos foi também mais rápida do que nos jovens.[65]

Transmissão do SARS-CoV-2[9]

• O principal modo de transmissão do SARS-CoV-2 é através da exposição a gotículas respiratórias que transportam o vírus infecioso, por contacto próximo ou transmissão de gotículas de indivíduos pré-sintomáticos, assintomáticos ou sintomáticos que albergam o vírus.

• A transmissão aérea com procedimentos de geração de aerossóis também tem sido implicada na propagação da COVID-19. No entanto, estão a surgir e a ser avaliados dados que implicam a transmissão por via aérea do SARS-CoV-2 na ausência de procedimentos de geração de aerossóis. No entanto, este modo de transmissão não tem sido universalmente reconhecido.

• A transmissão por fómites a partir da contaminação de superfícies inanimadas com o SARS-CoV-2 foi bem caracterizada com base em muitos estudos que relatam a viabilidade do SARS-CoV-2 em várias superfícies porosas e não porosas.

- Em condições experimentais, observou-se que o SARS-CoV-2 era estável em superfícies de aço inoxidável e plástico, em comparação com superfícies de cobre e cartão, sendo o vírus viável detectado até 72 horas após a inoculação do vírus nas superfícies.

- O vírus viável foi isolado durante 28 dias a 20 graus Celsius a partir de superfícies não porosas, como o vidro e o aço inoxidável. Por outro lado, a recuperação do SARS-CoV-2 em materiais porosos foi reduzida em comparação com superfícies não porosas.

- Um estudo que avaliou a duração da viabilidade do vírus em objectos e superfícies mostrou que o SRA-CoV-2 pode ser encontrado em plástico e aço inoxidável até 2-3 dias, em cartão até 1 dia e em cobre até 4 horas. Além disso, parece que a contaminação foi maior nas unidades de cuidados intensivos (UCI) do que nas enfermarias gerais, e o SRA-CoV-2 pode ser encontrado no chão, nos ratos dos computadores, nos caixotes do lixo e nos corrimões das camas de doentes, bem como no ar, até 4 metros dos doentes, o que implica a transmissão nosocomial, para além da transmissão por fómites.

- Os Centros de Controlo e Prevenção de Doenças (CDC) publicaram recentemente uma atualização afirmando que os indivíduos podem ser infectados com o SARS-CoV-2 através do contacto com superfícies contaminadas pelo vírus, mas o risco é baixo e não é a principal via de transmissão deste vírus.

- Dados epidemiológicos de vários estudos de caso relataram que os doentes com infeção por SRA-CoV-2 têm o vírus vivo presente nas fezes, o que implica uma possível transmissão fecal-oral.

- Uma meta-análise que incluiu 936 recém-nascidos de mães com COVID-19 mostrou que a transmissão vertical é possível, mas ocorre numa minoria de casos.

Tabela.3 Rotas de transmissão da COVID-19. [70]

Vias de transmissão	Definição
Contacto próximo (direto ou indireto)	Menos de 1,8 m (6 pés)
Gotículas respiratórias	Quando os doentes infectados espirram, tossem ou falam
Aéreo	Pode ocorrer em condições particulares em que os procedimentos produzem aerossóis (por exemplo, broncoscopia, tratamento nebulizado, ventilação manual, reanimação cardiopulmonar, aspiração aberta, traqueostomia e entubação endotraqueal)
Objectos e superfícies	Tocar num equipamento ou superfície infetada e depois tocar nos olhos, nariz ou boca.

Tabela.4 Duração da COVID-19 no ar e no objeto [70]

Objectos e superfícies	Duração da COVID-19
Ar	até 24 horas
Cartão	até 24 horas
Plástico	até 2-3 dias
Aço inoxidável	até 2-3 dias
Cartão	até 1 dia

Cobre	até 4 h

Período de infecciosidade

Não é claro o período de tempo durante o qual um doente com COVID-19 permanece infecioso. A carga viral nas secreções orofaríngeas é mais elevada durante a fase sintomática inicial da doença. O doente pode continuar a libertar o vírus mesmo após a resolução dos sintomas. Num estudo realizado na China, a duração média da libertação do vírus foi de 20 dias (intervalo interquartil [IQR] 17,0-24,0) entre os sobreviventes. Um estudo da dinâmica viral em casos ligeiros e graves revelou que os casos ligeiros tendem a eliminar os vírus precocemente, enquanto os casos graves podem ter uma eliminação viral prolongada. Dados de estudos que utilizaram amostras respiratórias e fecais gémeas mostraram que a disseminação viral pode persistir nas fezes durante mais de 4 semanas, mesmo quando as amostras respiratórias são negativas. Xu et al identificaram o sexo masculino, a hospitalização tardia após a doença e a ventilação mecânica invasiva como factores de risco para a disseminação viral prolongada. A transmissão durante a fase assintomática também foi registada. Num estudo realizado em Singapura, 6,4% dos 157 casos de COVID-19 adquiridos localmente foram atribuídos à transmissão durante a fase assintomática da doença.[67]

VIA DA COVID-19

Infeção inicial do trato respiratório superior e mecanismo proposto de transmissão aos pulmões através dos vasos sanguíneos

Com base no conhecimento da intensidade da expressão do principal recetor de ligação do SARS-CoV-2 - o recetor ACE2 - as vias respiratórias superiores são consideradas o local inicial de infeção pelo SARS-CoV-2, em vez do trato respiratório inferior. A expressão do recetor ACE2 é relatada como sendo 200 a 700 vezes mais intensa nas vias aéreas nasais, especificamente na superfície das células neuroepiteliais olfactivas, em comparação com as células epiteliais respiratórias do trato respiratório inferior. A conclusão do estudo de Chen e Shen et al. de que o local inicial da infeção é a via aérea superior, desafia a noção de que o vírus SARS-CoV-2 é necessariamente transportado para os pulmões através das vias aéreas, onde a expressão dos receptores ACE2 nas células epiteliais respiratórias é $_{low.}$ [46]

O conceito de que as vias aéreas superiores podem ser o local inicial predominante de infeção para a transmissão viral para os pulmões requer uma análise mais aprofundada. Aqui apresentamos evidências radiológicas que levantam a importante possibilidade de uma via de transmissão viral vascular para os pulmões, em vez de através das vias respiratórias. O modelo proposto descreve a cavidade oral como o reservatório do SARS-CoV-2, especificamente na saliva, com a transmissão para os pulmões mediada por uma quebra da barreira de defesa imunitária da mucosa dos tecidos periodontais ou da mucosa oral, com subsequente transporte intravascular. Se se provar que está correta, esta hipótese teria implicações significativas para a compreensão da forma como a doença deve ser gerida. Poderiam ser implementadas medidas antimicrobianas simples de cuidados de saúde oral, não só com o objetivo de reduzir o risco de transmissão entre indivíduos, mas também com o objetivo de proporcionar benefícios aos indivíduos com COVID-19 positivo. Especificamente, estas medidas poderiam ser um meio de mitigar o risco de desenvolver doença pulmonar e, por conseguinte, a forma mais grave da doença.

Perspetiva radiológica - Doença pulmonar COVID-19

1. Distribuição patológica da doença

Os achados radiológicos pulmonares na COVID-19 não se alinham com um modelo de infeção por SARS-CoV-2 que causa principalmente doença das vias respiratórias dos pulmões; as caraterísticas patológicas iniciais e dominantes demonstradas radiologicamente são de natureza vascular.[47-49]

A distribuição da doença pulmonar não favorece um agente patogénico inalado. Nenhum agente patogénico infecioso inalado conhecido tem tropismo preferencial para a periferia das bases pulmonares. Pelo contrário, é de esperar que os agentes patogénicos inalados apresentem uma distribuição uniforme por outras áreas dos pulmões, incluindo as áreas médias ou superiores, e que não poupem as áreas perihilares ou centrais. É importante apreciar a anatomia das artérias pulmonares, que fornecem predominantemente sangue às bases pulmonares, bilateralmente, simetricamente, perifericamente e posteriormente, correspondendo à distribuição dominante da doença na COVID-19. Também foi observado que muitos dos achados radiológicos tipicamente associados à pneumonia respiratória, por exemplo, o espessamento da parede brônquica, a secreção mucosa e a opacificação das pequenas vias aéreas em forma de "árvore respiratória", não são caraterísticas da COVID-19. Além disso, se os achados das vias aéreas tipicamente associados à pneumonia respiratória estiverem presentes na tomografia computorizada (TC), são considerados inconsistentes com o diagnóstico de COVID-19.

2. Evidência de fenómenos vasculares pulmonares

Por outro lado, existem numerosos estudos na literatura radiológica que descrevem a patogénese da doença pulmonar por COVID-19 como sendo causada por fenómenos vasculares. No início do período pandémico, a presença de "opacidades em vidro fosco" visíveis na TC foi referida como o sinal distintivo da doença pulmonar por COVID-19. No entanto, estas opacidades em vidro despolido foram reconhecidas como uma caraterística não específica, sendo necessária a confirmação histológica do seu significado, com edema ou hemorragia sugeridos como possíveis causas. A literatura radiológica refere agora, nomeadamente, que estas opacidades em vidro fosco são acompanhadas por vasos sanguíneos anormalmente dilatados, que se pensa serem responsáveis pelo fenómeno de shunt vascular arteriovenoso pulmonar e consequente hipoxemia.[47]

Uma caraterística vascular específica conhecida como o sinal da "árvore vascular em brotamento" (não confundir com a "árvore respiratória em brotamento" encontrada na pneumonia respiratória convencional) é visível na TC como uma entidade distinta em 64% dos doentes com doença pulmonar por COVID-19. Pensa-se que este sinal é um marcador do processo patológico de imunotrombose e pode ser visível sem alterações do parênquima pulmonar sob a forma de opacidades em vidro despolido. A presença deste sinal está correlacionada com a duração do internamento hospitalar. Outras provas de doença vascular provêm de estudos de TC de dupla energia que descrevem defeitos de perfusão em 100% dos doentes com COVID-19. Estes defeitos de fluxo sanguíneo são categorizados em dois padrões distintos: um padrão em forma de cunha - análogo à embolia pulmonar; e um padrão em forma de d/amorfo - análogo à hipertensão tromboembólica crónica ou idiopática. Os vasos sanguíneos dilatados e a hiperperfusão são também descritos proximalmente às áreas de opacificação em vidro fosco.

3. Fenótipo distinto da doença tromboembólica

Tem havido muito interesse relativamente à elevada incidência de doença tromboembólica pulmonar em doentes com COVID-19. Quando comparada com a doença tromboembólica pulmonar convencional, é descrita uma distribuição diferente nos doentes com COVID-19. Na COVID-19, os defeitos de enchimento visíveis nas artérias pulmonares com a angiografia pulmonar por TAC (CTPA) são de menor volume e mais periféricos. Pensa-se que esta diferença esteja relacionada com o processo patológico da imunotrombose. De facto, a imunotrombose é o principal fator de doença nos pulmões, podendo mesmo ser considerada como uma resposta imunitária adequada, servindo para reter os agentes patogénicos na área de tecido afetada, impedindo assim a sua fuga para a circulação sistémica. Esta diferença na distribuição da doença tromboembólica, com defeitos de enchimento mais pequenos e periféricos visíveis na TCPA, é significativa porque se sabe que coágulos mais pequenos e periféricos têm maior probabilidade de resultar em oclusão vascular pulmonar quando comparados com defeitos de enchimento centrais maiores. Muitas áreas de opacificação em vidro fosco localizadas perifericamente são morfologicamente idênticas aos enfartes pulmonares em forma de cunha. Estes são visíveis independentemente da presença ou ausência de defeitos de enchimento visíveis nas artérias pulmonares adjacentes.[50]

4. Correlação entre os achados radiológicos e os achados da autópsia

É também importante notar que tanto a obstrução vascular pulmonar macroscópica como microscópica é encontrada na autópsia e que os enfartes pulmonares estão de facto presentes na maioria dos indivíduos que morrem com a doença pulmonar COVID-19. Foram detectados elementos virais nas células endoteliais em estudos de autópsias de pessoas que morreram com COVID-19, com provas de inflamação das células endoteliais e morte de células inflamatórias. Histologicamente, é descrita uma microangiopatia dos vasos pulmonares com microtrombos visíveis tanto nas arteríolas pulmonares como nas vénulas pulmonares periféricas. Assim, existe trombose em ambos os lados do leito capilar da vasculatura pulmonar, proximal e distal aos capilares alveolares. É importante compreender que isto significa que a TCPA, a modalidade de imagiologia convencional utilizada para procurar doença tromboembólica pulmonar, subestimará a presença de trombose porque parte da trombose se encontra no lado venoso que não é realçado com contraste intravenoso. Este facto pode ser útil para compreender a patogénese de algumas das mímicas de vasculite periférica observadas especificamente em doentes com doença pulmonar por COVID-19, que se pensa serem mediadas por microêmbolos provenientes do lado venoso da vasculatura pulmonar (vasos sanguíneos que regressam ao coração) e disseminados sistemicamente.[51]

Em resumo, os achados radiológicos não são consistentes com uma doença dominante ou primária das vias respiratórias, mas são inteiramente consistentes com uma doença dos vasos sanguíneos pulmonares que ocorre primeiro. Esta doença vascular é mediada pelo processo de imunotrombose que, segundo se propõe, resulta da interação com o recetor ACE2 endotelial pulmonar. As consequências desta interação e os efeitos subsequentes do aumento desregulado da angiotensina-II e da congestão vascular poderiam explicar as outras caraterísticas radiológicas da dilatação vascular proximal e o sinal da árvore vascular em brotamento. O desenvolvimento de opacidades em vidro fosco poderia resultar de disfunção endotelial. De facto, a disfunção endotelial é amplamente descrita como uma caraterística patológica dominante.

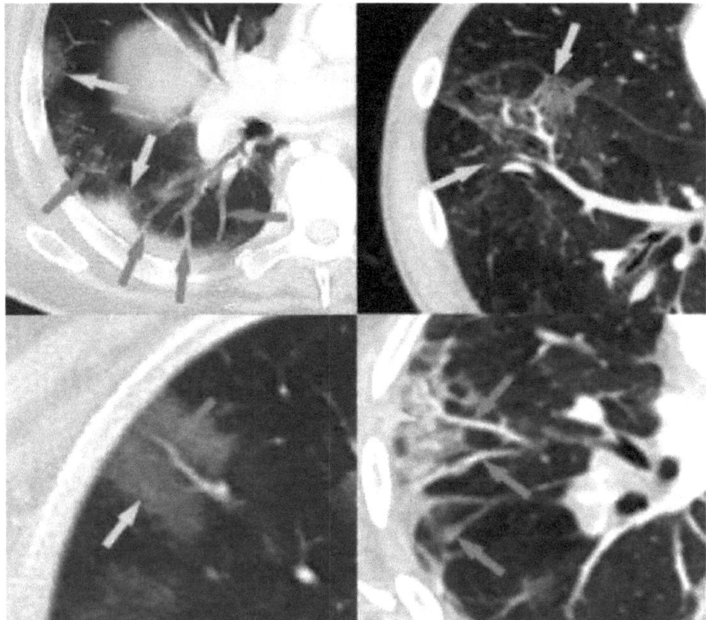

Fig.3 Imagens de TC de doentes com doença pulmonar COVID-19 que demonstram opacidades em vidro fosco (setas amarelas) acompanhadas por vasos sanguíneos anormalmente dilatados (setas verdes).[45]

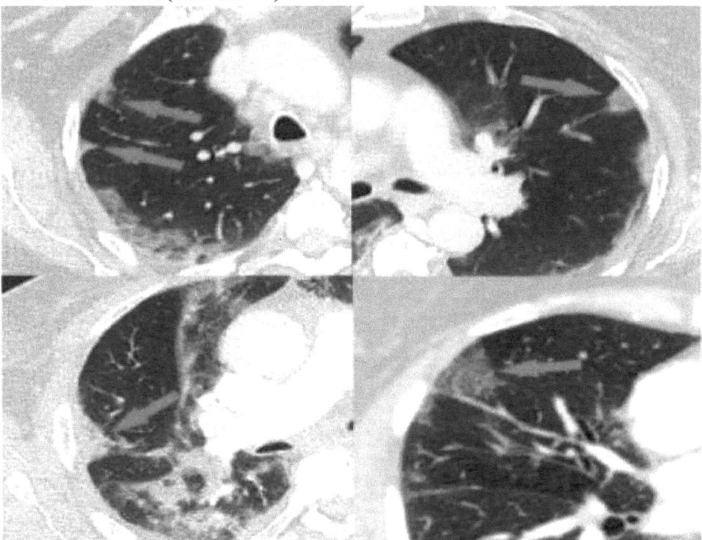

Fig.4 TAC dos pulmões em doentes com doença pulmonar por COVID-19. As áreas de opacificação em vidro fosco em forma de cunha localizadas nos bordos dos pulmões assemelham-se a enfartes pulmonares. Estas podem estar presentes com ou sem defeitos de enchimento visíveis nas artérias pulmonares no exame de CTPA.[45]

Perspetiva periodontal - COVID-19 na cavidade oral

1. Factores de entrada do SARS-CoV-2 nos tecidos orais e gengivais

A invasão das células hospedeiras pelo SARS-CoV-2 é mediada pelos receptores ACE2, furina e serina protease de membrana trans (TMPRSS2). As proteínas virais ligam-se aos receptores ACE2 na superfície das células hospedeiras, e a TMPRSS2 medeia a endocitose. A furina está envolvida na libertação de novas partículas virais para o compartimento extracelular. Estes mediadores, que são elementos-chave para a infeção, são expressos abundantemente nas vias respiratórias nasais e na cavidade oral, incluindo os tecidos gengivais, as glândulas salivares menores e a língua. Embora nem todos os tecidos orais expressem os três mediadores da entrada viral, as células do epitélio sulcular expressam ACE2, TMPRSS2 e furina. Isto indica o potencial para o sulco gengival ser um alvo para a infeção por SARS-CoV-2. Assim, vários nichos na cavidade oral podem ser infectados pelo vírus, incluindo o sulco gengival.[52,53]

2. Presença do SARS-CoV-2 na cavidade oral e nos tecidos periodontais

Há fortes evidências de vários estudos que confirmam a presença do SARS-CoV-2 na saliva, nas glândulas salivares menores, na língua e no fluido crevicular gengival. Um estudo recente sobre tecidos de autópsias de doentes falecidos com COVID-19 relatou uma infeção viral da mucosa oral e das glândulas salivares. Outro estudo post-mortem confirmou a presença de ARN viral nos tecidos periodontais de 5 dos 7 doentes que morreram de COVID-19. Em conjunto, estes resultados sugerem que o SARS-CoV-2 é abundante na saliva e pode infetar o tecido das glândulas salivares e as células gengivais e da mucosa oral.

Um estudo de Huang et al. sugere que o vírus pode persistir na saliva ou na nasofaringe durante mais de dois meses. Em indivíduos assintomáticos, a eliminação do vírus foi observada após 0,5 a 3,5 semanas. A carga viral salivar tem sido associada à perda do paladar, à gravidade global da doença e à mortalidade, sendo um melhor preditor de mau resultado do que a idade do doente ou a carga viral na nasofaringe. Esta é uma descoberta particularmente importante, dado que a idade do doente é considerada o fator de risco mais significativo. Embora se possa especular que a carga viral na saliva seja apenas um marcador de uma carga viral elevada generalizada, isso não explica por que razão a carga viral na nasofaringe não é um fator de previsão de mau resultado. No estudo de Huang et al., a maioria dos indivíduos assintomáticos apresentou apenas positividade na zaragatoa nasofaríngea. A carga viral da saliva parece ser um indicador específico de [54] mau resultado.

3. As bolsas periodontais como reservatório de vírus

Estudos anteriores relataram a presença de vírus humanos na saliva, no fluido crevicular gengival (GCF), na placa subgengival e nos tecidos gengivais, incluindo o vírus da imunodeficiência humana, os herpesvírus, o vírus Epstein-Barr, o citomegalovírus e o vírus Zika. Num estudo recente sobre o SARS-CoV-2, foi detectado ARN viral no FGC de 64% dos doentes positivos para a COVID-19.

Especula-se que as partículas virais na cavidade oral podem migrar para o sulco gengival/bolsas periodontais, onde as condições são favoráveis à sua sobrevivência. O biofilme da placa sub-gengival pode proporcionar um ambiente único para os vírus e, nos doentes com periodontite, o epitélio da bolsa periodontal desenvolve micro-ulcerações que facilitam a passagem de microrganismos e partículas virais para o tecido conjuntivo subjacente e para o complexo capilar gengival, atingindo a circulação sistémica.

A área de tecido conjuntivo exposto e os vasos sanguíneos associados que estão em contacto direto com o biofilme subgengival variam entre 5 cm2 na doença ligeira e mais de 20 cm2 na periodontite grave. De facto, foi demonstrado que os neutrófilos do sangue periférico em doentes com periodontite exibem uma assinatura de expressão genética de interferão tipo 1, consistente com a exposição intravascular a microrganismos periodontais, tais como vírus. Assim, as bolsas periodontais apresentam possivelmente condições adequadas para a replicação viral, infeção e disseminação para os capilares gengivais.

Estudos demonstraram que uma má higiene oral e a periodontite aumentam o risco de desenvolvimento de COVID-19 grave com maus resultados. Especificamente, o estudo recente de Marouf et al. examinou radiografias dentárias de uma grande amostra populacional (568 pacientes) com COVID-19. O estudo constatou um risco acrescido de desenvolvimento de COVID-19 grave (definido como internamento em cuidados intensivos, necessidade de ventilação mecânica ou morte) nas pessoas com periodontite, com um rácio de probabilidades global de 3,67 após a contabilização dos factores de confusão, incluindo idade, sexo, tabagismo, IMC, diabetes e comorbilidades.[55]

4.   As cavidades oral e nasal como pontos de entrada de microrganismos

Em pacientes com periodontite, o risco de invasão viral é suscetível de aumentar devido à potencial rutura do epitélio da bolsa resultante da inflamação local, que é o mesmo princípio que explica potencialmente a entrada bacteriana na circulação sistémica. Mesmo em pacientes saudáveis, a natureza permeável do epitélio juncional pode facilitar [56] a viremia.[ ]

A presença de bactérias orais na circulação sistémica já foi relatada anteriormente em estudos sobre bacteriemia e endocardite infecciosa de origem oral. Estes estudos propõem que as bactérias orais podem causar danos noutras partes do corpo, sendo o risco mais elevado com uma má higiene oral e inflamação periodontal. Como as bactérias podem passar para a circulação sistémica através da quebra das defesas imunitárias da boca, então a mesma via pode estar aberta aos vírus, incluindo o SARS-CoV-2, e facilitada pela doença periodontal. Outras fontes potenciais de transferência transmucosa incluem o pavimento da boca (incluindo os ductos salivares) e o plexo de Kiesselbach (área de Little) do nariz, no entanto, faltam atualmente provas de investigação e os sintomas nasais, como a anosmia, estão associados a uma menor gravidade da doença por coronavírus. Propomos que a transferência através da fenda gengival é mais provável que seja a via mais significativa, em vez de uma via secundária.

5. O papel potencial da sinergia viral-bacteriana no ambiente periodontal

Foi relatada uma maior prevalência de citomegalovírus, do vírus Epstein-Barr e de outros herpesvírus no biofilme da placa subgengival de pacientes com periodontite, quando comparados com pacientes com gengivite ou com um periodonto saudável. A presença de herpesvírus nas bolsas periodontais parece aumentar o risco de destruição dos tecidos, sugerindo uma ação sinérgica entre os vírus e os agentes patogénicos periodontais. Várias bactérias anaeróbias Gram-negativas implicadas na doença periodontal têm sido associadas ao vírus Epstein-Barr e ao citomegalovírus, particularmente Porphyromonas gingivalis e Tannerella forsythia. Assim, a co-presença do SARS-CoV-2 com bactérias periodontais pode exacerbar os danos nos tecidos periodontais, mas a natureza, extensão e consequências desta interação são atualmente desconhecidas. Em doentes com periodontite, pode especular-se que i) uma sinergia viral-bacteriana pode facilitar a penetração do SARS-CoV-2 através do epitélio da bolsa, ii) essa interação pode ajudar os vírus a escapar à resposta imunitária, permitindo assim a sua entrada nos capilares gengivais e a transmissão endovascular diretamente para os vasos pulmonares. A co-infeção na COVID-19 é também uma possibilidade, dado que as doenças respiratórias graves estão frequentemente associadas a co-infecções bacterianas virais. No entanto, há uma escassez de dados sobre a co-infeção bacteriana SARS-CoV-2. Significativamente, os estudos de autópsia mostram uma surpreendente falta de superinfeção bacteriana nas pessoas que morreram de COVID-19. Além disso, um relatório relativo a doentes em cuidados intensivos não encontrou provas de co-infeção bacteriana no sangue, na expetoração ou na amostragem broncoscópica aquando da admissão nos cuidados intensivos.[57]

É também possível que a inflamação periodontal possa aumentar o risco de infeção viral. Um estudo sobre o vírus Epstein-Barr descobriu que as células epiteliais gengivais eram frequentemente infetadas e que o nível de infeção viral estava correlacionado com o nível de inflamação periodontal. Estudos anteriores referem que a P.gingivalis pode facilitar a reativação dos vírus Epstein-Barr e HIV-1 latentes. Assim, não pode ser excluída uma relação sinérgica entre o SARS-CoV-2 e as bactérias periodontais. Em ratos imunocomprometidos, a co-infeção de citomegalovírus e P. gingivalis resultou na maior mortalidade quando comparada com a inoculação apenas com o vírus, apenas com P. gingivalis, ou com a combinação do vírus e Escherichia coli. Com base nos níveis sistémicos mais baixos de interferão gama e na depleção linfoide observados na infeção por P. gingivalis e citomegalovírus, sugeriu-se que esta bactéria periodontal pode aumentar o impacto viral no hospedeiro.[58]

6. Papel potencial da resposta inflamatória local e sistémica

Na periodontite, a resposta do hospedeiro aos microrganismos no biofilme subgengival é mediada pela expressão de citocinas pró-inflamatórias, particularmente o fator de necrose tumoral a (TNF-a), a interleucina-10 (IL-10) e a interleucina-6 (IL-6). Estas proteínas solúveis podem alterar as funções celulares para promover e perpetuar a inflamação e a destruição dos tecidos nos tecidos periodontais e noutros locais do corpo. A ligação entre a periodontite e as doenças sistémicas tem sido amplamente investigada na última década, e os resultados de vários estudos apontam para a importância de níveis elevados de citocinas pró-inflamatórias e proteínas de fase aguda. De facto, estudos demonstraram que os neutrófilos do sangue periférico de pacientes com periodontite são hiper-reactivos no que diz respeito à libertação de citocinas (IL-10, IL-8, IL-6, TNF-a) quando os receptores FcyR e Toll-like R4 são desafiados, em relação a controlos sem periodontite. Foi demonstrado que o tratamento periodontal afecta positivamente a inflamação sistémica em pacientes saudáveis e naqueles que sofrem de doenças crónicas, como a diabetes tipo 2, a hipertensão, a doença coronária e a aterosclerose. A gravidade da COVID-19 também tem sido associada à inflamação sistémica. Nos doentes com COVID-19, o risco de insuficiência respiratória foi 22 vezes superior nos doentes que apresentavam níveis elevados de IL-6 na admissão hospitalar.[59]

Embora as fontes ocultas de infeção no organismo que perpetuam a inflamação, como a periodontite, contribuam para a carga inflamatória sistémica, existem poucas provas de que os mediadores inflamatórios produzidos localmente no periodonto se espalhem para a circulação sistémica, e não há provas de que essa inflamação disseminada desencadeie a doença pulmonar. Um papel direto para a resposta inflamatória periodontal parece improvável, especialmente tendo em conta o potencial para a interação direta entre o vírus endotelial e oACE2, como descrito abaixo.

7. **Ligações entre a periodontite e a higiene oral e outras doenças respiratórias** As evidências sugerem que a periodontite pode aumentar o risco de doenças respiratórias como a pneumonia e a doença pulmonar obstrutiva crónica (DPOC). Os estudos também referem uma diminuição do volume pulmonar, limitação do fluxo de ar e pior função pulmonar em pacientes sistemicamente saudáveis com periodontite e em pacientes com periodontite e DPOC, bem como um tratamento periodontal bem sucedido que resulta numa redução das exacerbações da DPOC. Foi sugerido que a prevalência da DPOC é baixa nos casos de COVID-19, mas, inversamente, se presente, é descrita como um fator de risco para um mau resultado na COVID-19.

Em ambientes hospitalares, foi demonstrado que medidas adequadas de controlo da placa bacteriana e tratamento dentário reduzem a incidência e a gravidade da infeção pulmonar. A aspiração e a disseminação hematogénica de microrganismos orais têm sido descritas como potenciais vias de ligação entre as condições orais e pulmonares. Mas os resultados de um estudo das caraterísticas da TC do tórax na COVID-19 mostraram que a presença de secreções das vias respiratórias não é típica nestes doentes, o que apoia ainda mais a noção de uma potencial via hematogénica de transmissão da cavidade oral para os pulmões. Também é importante considerar a ausência de super-infeção bacteriana encontrada histologicamente, conforme relatado acima.[45]

Existem provas de que as medidas de higiene oral reduzem a incidência de pneumonia por aspiração em doentes idosos hospitalizados e em lares de idosos, diminuindo a morbilidade e a mortalidade. Na revisão sistemática de Sjogren et al. os autores estimam que um em cada dez casos de morte por pneumonia em pacientes de lares de idosos pode ser evitado através de medidas simples de higiene oral. Dado que a periodontite e a higiene oral inadequada têm um impacto negativo nas condições respiratórias e na função pulmonar, particularmente em doentes hospitalizados, o seu potencial para agravar as complicações pulmonares em doentes hospitalizados com COVID 19 não deve ser ignorado. Isto também funciona talvez como uma justificação existente para tratar qualquer doente com COVID-19 sintomático através da implementação de medidas de higiene oral.[45]

8. Factores de risco partilhados entre a COVID-19 e a periodontite

A periodontite e os maus resultados da COVID-19 partilham muitos factores de risco, como a idade do doente, o sexo masculino, a diabetes, as doenças cardiovasculares, a obesidade, a DPOC, a síndrome de Down, grupos étnicos específicos, o grupo sanguíneo do tipo A, a doença renal crónica, a deficiência física ou a dificuldade de aprendizagem e a demência.

O tabagismo é um fator de risco reconhecido para a periodontite. Numa meta-análise recente, o tabagismo foi associado a um risco acrescido de COVID-19 grave, mas nem todos os estudos confirmam esta associação. É notável que, se a doença pulmonar da COVID-19 fosse mediada por uma patologia das vias respiratórias, o tabagismo seria considerado um fator de risco para um mau resultado, tal como acontece com a gripe. Pelo contrário, existem provas contra-intuitivas sobre o papel do tabagismo e a sugestão de que a nicotina pode ter um papel terapêutico. Os efeitos nocivos do tabaco nos tecidos gengivais são mediados, em parte, pela ação biológica vasoconstritora da nicotina, que leva a uma redução significativa da hemorragia gengival e a uma diminuição do diâmetro dos capilares gengivais. É possível que a ação vasoconstritora local da nicotina possa limitar a transferência de microrganismos através da membrana mucosa da cavidade oral e dos tecidos periodontais para a drenagem venosa da boca.

Um grande estudo populacional revelou um aumento dos sintomas de COVID-19 nos indivíduos que fumam. Por conseguinte, o tabagismo pode ser considerado mais um fator de risco partilhado entre a COVID-19 e a periodontite, mas o mecanismo exato de interação entre a inalação de fumo e a ação da nicotina é complexo e envolve provavelmente múltiplas toxinas presentes no vapor do fumo do cigarro e nas fracções de alcatrão.

9. Maior gravidade da COVID-19 em doentes com má higiene oral/doença periodontal

Como mencionado anteriormente, o estudo de caso-controlo em 568 pacientes com COVID-19 mostrou uma associação entre a periodontite e a gravidade da COVID-

19. Este estudo concluiu que a periodontite estava associada a complicações da COVID-19, incluindo morte (odds ratio 8,81), internamento em cuidados intensivos (odds ratio 3,54) e necessidade de ventilação assistida (odds ratio 4,57). A placa dentária pode fornecer uma fonte constante de entrega viral à vasculatura durante a fase aguda da COVID-19. Assim, é biologicamente plausível que a entrega contínua do próprio vírus aos vasos pulmonares possa ser responsável por piores resultados, em vez da transmissão viral através das vias respiratórias ou da super-infeção bacteriana.

Fundamentação biológica para a via de infeção oral-vascular-pulmonar

Propomos aqui um modelo de transmissão viral direta a partir da cavidade oral através da drenagem venosa da boca, do pescoço (veias jugulares) e do tórax (veia cava superior), através do lado direito do coração e depois para os vasos pulmonares. Esta via de transmissão seria agravada por uma má higiene oral ou doença periodontal. Este modelo de doença pode ser extremamente significativo em termos de uma nova compreensão da patogénese da doença e do seu tratamento. De seguida, é apresentada a plausibilidade biológica desta via oral-vascular-pulmonar de transmissão do SARS-CoV-2 da cavidade oral para os pulmões, facilitando o desenvolvimento da doença pulmonar COVID-19. Como já foi referido, a periodontite e a má saúde oral estão associadas a cada um dos seguintes factores: idade, sexo masculino, diabetes, doenças cardiovasculares, obesidade, grupos étnicos específicos, deficiência e grupo sanguíneo do tipo A, todos eles factores de risco para a COVID-19 grave. Assim, a periodontite e a má higiene oral são aqui propostas como o principal e convergente fator de risco para a COVID-19 grave. Propõe-se que a via de transmissão anatómica oral-vascular-pulmonar possa explicar por que razão alguns doentes desenvolvem doença pulmonar e, por conseguinte, são susceptíveis de contrair doença grave, enquanto outros não.

Percurso anatómico - da cavidade oral aos pulmões

Com níveis elevados de SARS-CoV-2 na saliva, qualquer quebra da barreira imunitária primária na cavidade oral pode facilitar a entrada do vírus nos capilares. Uma má higiene oral pode aumentar ainda mais o risco de infeção, alterando o epitélio juncional e sulcular fisiologicamente permeável para um epitélio de revestimento de bolsas, que depois ulcera, criando a chamada "ferida periodontal". O tamanho da ferida periodontal e, por conseguinte, o acesso vascular associado aos microrganismos da placa bacteriana, pode ser calculado e aumenta à medida que a higiene oral piora.

Através da drenagem venosa da boca e do pescoço, o vírus chegaria à veia cava superior, entrando no lado direito do coração, e depois seria bombeado para as artérias pulmonares. Esta via de transmissão hematogénica do SARS-CoV-2 para os pulmões, e não através das vias aéreas inferiores, explicaria a distribuição vascular da doença pulmonar na COVID-19 observada radiologicamente. Se outros microrganismos podem entrar na circulação sistémica através de uma rutura da barreira de defesa da mucosa da boca, deve perguntar-se por que razão não causam evidentemente doença pulmonar. O tropismo vascular pulmonar específico do SARS-CoV-2 requer uma explicação.

Interação Recetor-Vírus ACE2

Sabe-se que o SARS-CoV-2 se liga aos receptores ACE2. Diz-se que estes receptores são expressos nas células epiteliais respiratórias das vias respiratórias, o que tem sido utilizado para explicar o modelo convencional de interação viral com os pulmões. Embora esta seja uma das formas de entrada do vírus, a expressão de ACE2 nas células epiteliais respiratórias demonstrou estar em níveis muito mais baixos quando comparada com as células neuroepiteliais nasais, e alguns sugeriram níveis muito baixos ou mesmo nenhuma expressão no sistema respiratório normal.

É importante notar que a expressão dos receptores ACE2 também foi relatada em células endoteliais de vasos pulmonares e em vários outros órgãos do corpo.[60,61]

Isto fornece um modelo específico para a interação do SARS-CoV-2 com o endotélio dos vasos pulmonares, ao contrário de outros vírus, que não são conhecidos por se ligarem ao recetor ACE2. Tendo em conta a ausência de doença das vias respiratórias visível radiologicamente, também ajuda a explicar a questão de saber porque é que os vasos pulmonares são predominantemente afectados em comparação com outros órgãos. De acordo com o modelo da via anatómica oral-vascular-pulmonar de transmissão da boca para os pulmões, o vírus seria entregue primeiro aos vasos pulmonares, antes de poder chegar a outros órgãos.

Além disso, conforme apresentado acima, os vasos dilatados observados radiologicamente e o sinal específico de árvore vascular em brotamento, que pode ser visível independentemente da opacificação em vidro fosco ou da consolidação, são consistentes com um modelo de interação vírus-ACE2 e com o desenvolvimento de imunotrombose e respectivas consequências. Em termos simples, se o vírus pudesse passar da saliva ou do ambiente periodontal subgengival para a drenagem venosa da boca, seria primeiro entregue diretamente aos pequenos vasos da periferia pulmonar. É exatamente aqui que a imunotrombose ocorre, sendo aceite como o principal motor da patologia.

Ao interagir com os receptores ACE2 nas superfícies endoteliais vasculares pulmonares, a ligação viral conduziria a um aumento desregulado dos níveis locais da hormona angiotensina-II, que tem múltiplas funções biológicas, incluindo a vasoconstrição, a promoção da inflamação e a trombose. Estas acções diretas da angiotensina-II foram propostas como um fator que contribui para o desenvolvimento da imunotrombose na doença pulmonar da COVID-19. Desta forma, os níveis desregulados de angiotensina-II poderiam ser o gatilho para a imunotrombose e atuar como um passo patológico fundamental no desenvolvimento da doença pulmonar e do estado de hipercoagulabilidade sistémica.

Nos estudos de autópsia da COVID-19, foram detectadas partículas virais nas células endoteliais dos pulmões, com evidência de inflamação das células endoteliais e morte celular inflamatória. O processo de imunotrombose pode ser considerado localmente prejudicial porque impede o fluxo sanguíneo e, portanto, impede a troca gasosa. No entanto, sugere-se que o processo de imunotrombose serve para conter e eliminar os agentes patogénicos, o que talvez ajude a explicar a ausência de viremia nas fases iniciais da COVID-19. Pode postular-se que a viremia observada mais tarde no processo da doença, que é um preditor de morte, pode surgir quando o mecanismo de imunotrombose está saturado e os pulmões já não conseguem reter o vírus.[62]

Significado clínico

A partir da cavidade oral, se o SARS-CoV-2 puder chegar aos pulmões através do sangue, causando uma doença provocada por imunotrombose nos vasos pulmonares, então devem ser consideradas medidas precoces para diminuir a transmissão para os pulmões por esta via na gestão da COVID-19. Este conceito pode influenciar o desenvolvimento de novas abordagens com o objetivo de prevenir ou mitigar a doença pulmonar.

Este conceito realça potencialmente a importância de cuidados de saúde orais activos e de medidas de higiene oral diárias adequadas na gestão da COVID-19. É importante notar que os elixires bucais facilmente disponíveis que contêm cloreto de cetilpiridínio (CPC) ou lauroil arginato de etilo (ELA) podem inativar o SARS-CoV-2 com elevada eficácia in vitro. Os que contêm iodopovidona (PVP-I) também demonstraram ser eficazes. Os elixires bucais que contêm clorexidina ou etanol isoladamente mostraram pouca ou nenhuma capacidade de inativar o SARS-CoV-2.[63] Dado que os elixires bucais que contêm estes ingredientes específicos estão facilmente disponíveis em todo o mundo, podem constituir um tratamento barato e eficaz para as pessoas com COVID-19, com o potencial benefício adicional de reduzir o risco de transmissão a outras pessoas. Estes produtos só devem ser utilizados de acordo com as instruções do fabricante ou com o aconselhamento de profissionais de saúde oral no âmbito de um estudo populacional ou ensaio clínico. Estes ingredientes específicos para elixir bucal podem potencialmente desempenhar um papel na mitigação do desenvolvimento ou agravamento da doença pulmonar em qualquer fase, desde as pessoas com zaragatoas positivas e assintomáticas na comunidade até às que estão hospitalizadas ou mesmo nos cuidados intensivos.

Os meios de comunicação social noticiaram a adoção de elixires bucais em alguns países, por recomendação de funcionários do governo, quer oficialmente, quer talvez não oficialmente. No Japão, por exemplo, as vendas de elixir bucal aumentaram substancialmente depois de um governador ter aconselhado a população a utilizar uma solução para gargarejar. Os resultados da COVID-19 no Japão são significativamente melhores do que noutros países do G20, como o Reino Unido e os EUA (em 19 de fevereiro de 2021 - dados do período de sete dias anterior - 3,41 mortes por milhão (Japão), 33,28 mortes por milhão (EUA) e 46,28 mortes por milhão no Reino Unido). Embora seja provável que existam muitas razões de confusão para a menor mortalidade no Japão, esta diferença de abordagem é levantada como um ponto de interesse a ser urgentemente investigado por funcionários governamentais e de saúde pública.

Recomendações para uma boa saúde oral geral

A adoção de hábitos adequados de cuidados orais diários em casa é essencial para a saúde oral e geral, uma vez que diminui o risco de cáries dentárias, gengivite e periodontite. Se for provado que está correto, o conceito da via de infeção vascularpulmonar oral pode significar que estas medidas simples podem reduzir o risco de desenvolvimento de doença pulmonar grave por COVID-19.

Embora cada paciente tenha necessidades únicas, a Federação Europeia de Periodontologia (EFP) fornece recomendações gerais :

-   Existe uma recomendação universal para escovar os dentes duas vezes por dia, durante pelo menos 2 minutos, com uma pasta dentífrica fluoretada.

-   Para os doentes com periodontite, é provável que 2 minutos sejam insuficientes.

-   A escovagem manual ou eléctrica dos dentes é recomendada como meio principal de reduzir a placa bacteriana e a gengivite. Os benefícios da escovagem dos dentes ultrapassam quaisquer riscos potenciais.

-   Recomenda-se vivamente a limpeza interdentária diária para reduzir a placa bacteriana e a inflamação gengival. Quando a inflamação gengival está presente, a limpeza interdentária, de preferência com escovas interdentárias, deve ser ensinada profissionalmente aos pacientes.

-   Para o tratamento da gengivite e quando são necessárias melhorias no controlo da placa bacteriana, pode ser considerada a utilização adjuvante de agentes químicos antiplaca. Neste cenário, os colutórios podem oferecer uma maior eficácia, mas requerem uma ação adicional ao regime de higiene oral mecânica. Os elixires bucais demonstraram ter potencial para diminuir a carga viral na cavidade oral.

Nas diretrizes de tratamento baseadas em evidências de nível S3 fornecidas pela Federação Europeia de Periodontologia (EFP) em 2020, a utilização de colutórios é recomendada como agentes adjuvantes no tratamento da periodontite nos estádios I-III.[64]

CAPÍTULO 6

SINAIS E SINTOMAS DA COVID-19

SINTOMAS

A maior parte dos doentes infectados com o vírus apresenta gripes e constipações comuns, enquanto alguns permanecem assintomáticos. 80% dos doentes apresentam sintomas ligeiros da doença. Os adultos têm a melhor imunidade para combater a infeção, mas a desvantagem é que são mais susceptíveis de propagar a infeção.

Um estudo recente efectuado em cerca de 140 pacientes do Hospital Zhongnan da Universidade de Wuhan identificou diferentes tipos de sintomas, que conduzem a uma doença conhecida como COVID-19. 99% dos doentes desenvolveram febre com temperatura extremamente elevada, enquanto mais de metade sentiu fadiga e tosse seca. Um terço dos doentes desenvolveu tosse seca e dificuldade em respirar.[71]

A investigação do CDC chinês observa que cerca de 80% dos casos de coronavírus são ligeiros, cerca de 15% dos doentes infectaram casos graves e 5% ficaram gravemente doentes. Uma análise diária dos sintomas do coronavírus mostra como os sintomas progridem entre os doentes típicos, como a doença, COVID-19, vai de mal a pior.

Dia 1: No dia inicial dos sintomas, o doente sofre de febre, fadiga, dores musculares e tosse seca. Alguns podem ter náuseas e diarreia alguns dias antes do aparecimento dos sintomas.

Dia 5: Os doentes podem sofrer de problemas respiratórios, especialmente se forem idosos ou tiverem algum problema de saúde pré-existente.

Dia 7: De acordo com o estudo da Universidade de Wuhan, estes são os sintomas do doente que o levam a ser internado no hospital.

Dia 8: No oitavo dia, os doentes (15%, segundo o CDC chinês) desenvolvem a síndroma de dificuldade respiratória aguda (SDRA), uma condição em que o fluido se enche nos pulmões e que é, na maior parte dos casos, fatal. Isto acontece geralmente em casos graves.

Dia 10: A progressão da doença leva ao agravamento dos sintomas e, nesta altura, o doente é transferido para a UCI. Os doentes com sintomas mais ligeiros têm provavelmente mais dores abdominais e perda de apetite. Apenas uma pequena fração morre. A taxa de mortalidade atual é de cerca de 2%.

Dia 17: Em média, após duas semanas e meia, os doentes que recuperam têm alta do hospital. No entanto, é difícil descobrir os sintomas nos primeiros dias da infeção. Normalmente, estes são observados após 5-6 dias. Os sintomas relatados variam de doença ligeira a grave e morte nos casos confirmados de doença por coronavírus em 2019.

Os sinais de alerta de emergência da COVID-19 requerem atenção médica imediata: dor contínua ou pressão no peito, dificuldade em respirar, confusão e lábios ou rosto azulados. A evolução da doença conduz à pneumonia e o período de incubação ainda não foi determinado, uma vez que o vírus foi recentemente identificado. De acordo com a nova informação, os sintomas podem aparecer logo três dias após a exposição ou até 13 dias depois. Uma investigação recentemente publicada revelou que, em média, o período de incubação é de cerca de cinco dias.[72]

Os sintomas mais comuns da COVID-19 são[73]

- Febre.
- Tosse seca.
- Fadiga.

Outros sintomas que são menos comuns e podem afetar alguns doentes incluem

- Perda do paladar ou do olfato.
- Congestão nasal.
- Conjuntivite (também conhecida como olhos vermelhos).
- Dor de garganta.
- Dor de cabeça.
- Dores musculares ou articulares.
- Diferentes tipos de erupções cutâneas.
- Náuseas ou vómitos.
- Diarreia.
- Arrepios ou tonturas.

Os sintomas da doença COVID-19 grave incluem:

- Falta de ar.
- Perda de apetite.
- Confusão.
- Dor ou pressão persistente no peito.
- Temperatura elevada (superior a 38 °C).

Outros sintomas menos comuns são

- Irritabilidade.
- Confusão.
- Redução da consciência (por vezes associada a convulsões).
- Ansiedade.
- Depressão.
- Perturbações do sono.
- Complicações neurológicas mais graves e raras, como acidentes vasculares cerebrais, inflamação cerebral, delírio e lesões nervosas.

Sintomas do coronavírus

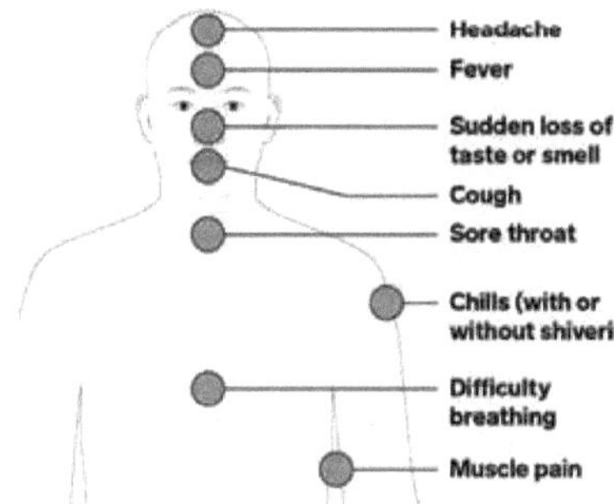

Dor de cabeça
Febre
Perda súbita do paladar ou do olfato
Tosse
Dor de garganta
Calafrios (com ou sem tremores)
Dificuldade em respirar
Dores musculares
SINAIS DE AVISO DE EMERGÊNCIA:
- Dificuldade em respirar
- Dor ou pressão persistente no peito
- Confusão súbita ou incapacidade de acordar
- Lábios ou rosto azulados

Fig.5 Mostra sinais e sintomas comuns da COVID-19.[74]

COVID-19 x INFECÇÕES FÚNGICAS *interações inter-reinos*

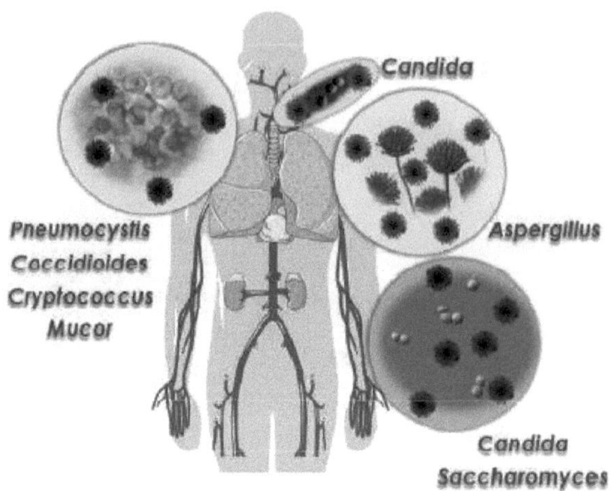

Pneumocystis Coccidioides Cryptococcus Mucor

Cândida

Saccharomyces

Fig.6 Géneros de fungos co-infectando pacientes com COVID-19 descritos na literatura disponível em 31 de julho de 2020. Os doentes com COVID-19 positivo desenvolveram infecções pulmonares causadas por Aspergillus, Pneumocystis, Coccidioides, Cryptococcus e Mucor, enquanto as infecções orofaríngeas foram associadas a Candida e as infecções disseminadas estão relacionadas com a entrada de Candida e Saccharomyces na corrente sanguínea.[75]

Note-se que os círculos pretos pontiagudos representam o SARS-CoV-2.

Tabela.5 Sintomas e sinais de alerta[83]

Sintomas (frequência em %)	Sinais de alerta (necessita de hospitalização)
• Febre (80-90)	• Febre e doenças respiratórias superiores
• Tosse (60-80)	• sintomas que se prolongam por mais de 5 dias
• Falta de ar (18-46)	
• Fadiga (38)	• e qualquer um dos seguintes:
• Dores no corpo/articulações (15)	• Respiração/respiração
• Dor de garganta (11-14)	• taxa >24/min
• Dor de cabeça (6-14)	• Saturação de oxigénio (SpO2)
• Arrepios (12)	• <95% no ar ambiente
• Dores no corpo/articulações (15)	• Fadiga com frequência cardíaca de
• Nariz a pingar (5)	• >110/bpm
• Náuseas/vómitos (5)	• Tensão arterial sistólica
• Diarreia (2-10)	• <90 mmHg

Tabela.6 Doenças comórbidas e taxas de mortalidade de casos em grupos de alto risco[83]

Idade, ano (taxa de letalidade, %)	Doença comórbida (taxa de letalidade, %)

60-70 (4)	Doenças cardiovasculares (10.5)
>70-80 (8)	Diabetes mellitus (7,3)
>80 (15)	Doença respiratória crónica (6.3) Hipertensão sistémica (6.0) Cancro (5,6)

Tabela.7 Categorização da gravidade provável da doença por coronavírus 2019 (COVID-19), testes e estratégia de admissão[84]

Categoria clínica de COVID-19	Caraterísticas	Estratégia de ensaio	Nível de cuidados
Suave	• Febre com sintomas respiratórios superiores • Dor de garganta ligeira e sintomas gastrointestinais • Pode ser considerada a realização de testes em indivíduos selecionados do grupo de alto risco	Baixa prioridade	Cuidados domiciliários
Moderado	• Respiração/frequência respiratória >24/min • Saturação de oxigénio (SpO2) <95% em ar ambiente • Fadiga com frequência cardíaca >110/bpm • Pressão arterial sistólica <90 mmHg	Alta prioridade	Cuidados hospitalares
Grave	• SpO2 <90% em ar ambiente • Hipotensão que requer suporte ionotrópico • SDRA/miocardite	Alta prioridade	Cuidados intensivos

Manifestações clínicas da COVID-19

Estima-se que o período de incubação médio do SARS-CoV-2 seja de 5,1 dias e que a maioria dos doentes desenvolva sintomas no prazo de 11,5 dias após a infeção.[77]

O espetro clínico da COVID-19 varia de formas assintomáticas ou paucissintomáticas a doença clínica caracterizada por insuficiência respiratória aguda que requer ventilação mecânica, choque sético e falência de múltiplos órgãos.

Estima-se que 17,9% a 33,3% dos doentes infectados permanecerão assintomáticos.[78,79]

Pelo contrário, a grande maioria dos doentes sintomáticos apresenta normalmente febre, tosse e falta de ar e, menos frequentemente, dor de garganta, anosmia, disgeusia, anorexia, náuseas, mal-estar, mialgias e diarreia. Stokes et al. referiram que, de entre 373 883 casos sintomáticos confirmados de COVID-19 nos EUA, 70% apresentavam febre, tosse e falta de ar, 36% mialgia e 34% cefaleias.[80]

Uma grande meta-análise que avaliou as caraterísticas clinicopatológicas de 8697 doentes com COVID-19 na China relatou anomalias laboratoriais que incluíam linfopenia (47,6%), níveis elevados de proteína C-reactiva (65,9%), enzimas cardíacas elevadas (49,4%) e testes de função hepática anormais (26,4%). Outras anormalidades laboratoriais incluíram leucopenia (23,5%), dímero D elevado (20,4%), taxa de sedimentação de eritrócitos elevada (20,4%), leucocitose (9,9%), procalcitonina elevada (16,7%) e função renal anormal (10,9%).[81]

Uma meta-análise de 212 estudos publicados, abrangendo 281 461 indivíduos de 11 países/regiões, indicou que a evolução grave da doença foi observada em cerca de 23%, com uma taxa de mortalidade de cerca de 6% nos doentes infectados com COVID-19.

O rácio elevado entre neutrófilos e linfócitos (NLR), o rácio NLR derivado (d-NLR) [contagem de neutrófilos dividida pelo resultado da contagem de leucócitos menos a contagem de neutrófilos] e o rácio entre plaquetas e linfócitos são indicativos de uma tempestade inflamatória induzida por citocinas.

Com base na gravidade da doença apresentada, que inclui sintomas clínicos, anomalias laboratoriais e radiográficas, hemodinâmica e função dos órgãos. Os Institutos Nacionais de Saúde (NIH) emitiram diretrizes que classificam a COVID-19 em cinco categorias distintas [9]
tipos.

Infeção assintomática ou pré-sintomática: Indivíduos com teste SARS-CoV-2 positivo sem quaisquer sintomas clínicos consistentes com a COVID-19.

Doença ligeira: Indivíduos que apresentam quaisquer sintomas de COVID-19, tais como febre, tosse, dor de garganta, mal-estar, dor de cabeça, dores musculares, náuseas, vómitos, diarreia, anosmia ou disgeusia, mas sem falta de ar ou imagens anormais do tórax.

Doença moderada: Indivíduos com sintomas clínicos ou evidência radiológica de doença do trato respiratório inferior e com saturação de oxigénio (SpO2) > 94% em ar ambiente.

Doença grave: Indivíduos com (SpO2) < 94% em ar ambiente; uma relação entre a pressão parcial de oxigénio arterial e a fração de oxigénio inspirado (PaO2/FiO2) < 300 com taquipneia acentuada com frequência respiratória > 30 respirações/minuto ou infiltrados pulmonares > 50%.

Doença grave: Indivíduos que sofrem de insuficiência respiratória aguda, choque sético e/ou disfunção de múltiplos órgãos. Os doentes com doença grave de COVID-19 podem ficar em estado crítico com o desenvolvimento da síndrome de dificuldade respiratória aguda (SDRA), que tende a ocorrer aproximadamente uma semana após o início dos sintomas.

A SDRA é caracterizada por uma insuficiência respiratória grave de início recente ou por um agravamento de um quadro respiratório já identificado. O diagnóstico requer um conjunto de critérios clínicos e ventilatórios, tais como imagiologia torácica utilizada, incluindo radiografia do tórax, TAC ou ecografia pulmonar, que demonstre opacidades bilaterais (infiltrados pulmonares > 50%), não totalmente explicadas por derrames, lobares ou colapso pulmonar. Se houver achados clínicos e radiológicos de edema pulmonar, insuficiência cardíaca ou outras causas, como sobrecarga de fluidos, estes devem ser excluídos antes de se avaliar a SDRA. A definição de Berlim classifica a SDRA em três tipos, com base no grau de hipoxia, sendo o parâmetro de referência a relação PaO2/FiO2 ou P/F:

SDRA ligeira: 200 mmHg < PaO2/FiO2 < 300 mmHg em doentes que não estejam a receber ventilação mecânica ou nos que estejam a ser geridos através de ventilação não invasiva (VNI) utilizando pressão expiratória final positiva (PEEP) ou pressão positiva contínua nas vias respiratórias (CPAP) > 5 cmH2O.

SDRA moderada: 100 mmHg < PaO2/FiO2 < 200 mmHg

SDRA grave: PaO2/FiO2 < 100 mmHg.

Quando a PaO2 não está disponível, um rácio de SpO2/FiO2 < 315 é sugestivo de SDRA. Um estudo observacional prospetivo multicêntrico que analisou a mortalidade aos 28 dias em doentes com SDRA ventilados mecanicamente concluiu que os doentes com SDRA por COVID-19 apresentavam caraterísticas semelhantes às da SDRA por outras causas. O risco de mortalidade em 28 dias aumentou com a gravidade da SDRA.

Manifestações extrapulmonares

Embora a COVID-19, a doença causada pelo SARS-CoV-2, afecte predominantemente o sistema respiratório, a COVID-19 pode ser considerada uma doença viral sistémica, dada a disfunção de múltiplos órgãos associada a esta doença.[9]

Manifestações renais: Os doentes hospitalizados com COVID-19 grave correm o risco de desenvolver lesão renal, manifestando-se mais frequentemente como lesão renal aguda (LRA), que é provavelmente multifatorial no contexto de hipervolemia, lesão causada por medicamentos, lesão vascular e lesão relacionada com medicamentos, e possivelmente citotoxicidade direta do próprio vírus. A IRA é a manifestação extrapulmonar mais frequente da COVID-19 e está associada a um risco acrescido de mortalidade. Um grande estudo de coorte multicêntrico de pacientes hospitalizados com COVID-19 que envolveu 5.449 pacientes admitidos com COVID-19 relatou que 1993 (36,6%) pacientes desenvolveram LRA durante sua hospitalização, dos quais 14,3% pacientes necessitaram de terapia de substituição renal (TSR). Outras manifestações clínicas e laboratoriais incluem proteinúria, hematúria, anomalias electrolíticas como hipercalemia, hiponatremia, perturbações do equilíbrio ácido-base como a acidose metabólica.

Manifestações cardíacas: A lesão miocárdica que se manifesta como isquemia/infarto do miocárdio (IM) e miocardite são manifestações cardíacas bem reconhecidas em pacientes com COVID-19. Outras manifestações cardíacas comuns incluem SCA, arritmias, cardiomiopatia e choque cardiogénico. A análise de um estudo retrospetivo de um único centro de 187 pacientes com COVID-19 confirmada relatou que 27,8% dos pacientes exibiram lesão miocárdica indicada por níveis elevados de troponina. O estudo também observou que os pacientes com níveis elevados de troponina apresentavam arritmias malignas mais frequentes e uma taxa de ventilação mecânica elevada do que os pacientes com níveis normais de troponina.

Um estudo de meta-análise de 198 estudos publicados que envolveram 159 698 doentes com COVID-19 indicou que a lesão miocárdica aguda e uma elevada carga de doença cardiovascular pré-existente foram significativamente associadas a uma maior mortalidade e admissão na UCI.

Manifestações hematológicas: A linfopenia é uma anomalia laboratorial comum na grande maioria dos doentes com COVID-19. Outras anomalias laboratoriais incluem trombocitopenia, leucopenia, níveis elevados de ESR, proteína creactiva (CRP), desidrogenase láctica (LDH) e leucocitose. Como discutido anteriormente, a COVID-19 também está associada a uma hipercoagulabilidade, evidenciada pela elevada prevalência de eventos venosos e tromboembólicos, tais como EP, TVP, MI, AVC isquémico e tromboses arteriais que também ocorreram em doentes apesar de serem mantidos em anticoagulação sistémica profilática ou mesmo terapêutica. Em particular, a COVID-19 está associada a níveis acentuadamente elevados de D-dímero, fibrinogénio, tempo de protrombina (TP) prolongado e tempo de tromboplastina parcial (TTPa) em doentes com risco de desenvolver trombose arterial e venosa. São necessários ensaios clínicos para determinar o benefício da anticoagulação terapêutica em doentes com COVID-19, especialmente em que fase da doença.

Manifestações gastrointestinais: Sintomas gastrointestinais como diarreia, náuseas e/ou vómitos, anorexia e dor abdominal são observados em até 1 em cada 5 pacientes com infeção por COVID-19, com base nos resultados de um estudo de meta-análise de Tariq et al. que analisou 78 estudos envolvendo 12.797 pacientes. A prevalência global ponderada de diarreia foi de 12,4% (IC 95%, 8,2% a 17,1%), de náuseas e/ou vómitos foi de 9% (IC 95%, 5,5% a 12,9%), de perda de apetite foi de 22,3% (IC 95%, 11,2% a 34,6%) e de dor abdominal foi de 6,2% (IC 95%, 2,6% a 10,3%). O estudo também relatou que a taxa de mortalidade entre os pacientes com sintomas GI foi semelhante à taxa de mortalidade geral.

Manifestações hepatobiliares: A elevação dos testes de função hepática, que se manifesta por um aumento agudo da aspartato transaminase (AST) e da alanina transaminase (ALT), é frequentemente observada em 14% a 53% dos doentes com infeção por COVID-19. A disfunção hepática ocorre mais frequentemente em doentes com doença grave de COVID-19.

Manifestações endocrinológicas: Os doentes com doenças endocrinológicas subjacentes, como a diabetes mellitus, que contraem este vírus correm um risco acrescido de desenvolver uma doença grave. Foram observadas manifestações clínicas como níveis anormais de glicose no sangue, cetose euglicémica e cetoacidose diabética em doentes hospitalizados com COVID-19.

Manifestações neurológicas: Para além da anosmia e da ageusia, outros achados neurológicos incluem cefaleias, acidentes vasculares cerebrais, perturbações da consciência, convulsões e encefalopatia metabólica tóxica. Cinco doentes com COVID-19 desenvolveram a síndrome de Guillain-Barré (SGB) com base num relatório de uma série de casos do Norte de Itália.

Manifestações cutâneas: As lesões acrais semelhantes a pseudo frieiras (40,4%) foram as manifestações cutâneas mais comuns observadas em doentes com COVID-19, com base nos resultados de um estudo de meta-análise que incluiu 34 estudos publicados que descreviam 996 doentes com COVID-19. Outras manifestações cutâneas descreveram erupção maculopapular eritematosa (21,3%), erupções vesiculares (13%) e erupções urticariformes (10,9%). De notar que o aparecimento de um tipo específico de erupção cutânea parece estar dependente da idade do doente. Outras erupções incomuns descritas foram erupções vasculares (4%) semelhantes a livedo ou púrpura, especialmente em doentes idosos, e erupções semelhantes a eritema multiforme (3,7%), principalmente em crianças.

CAPÍTULO 7

MANIFESTAÇÕES ORAIS DA COVID-19

Infeção das glândulas salivares

O genoma do vírus da COVID-19 foi detectado na saliva na maioria dos pacientes com esta doença, indicando a potencial infeção das glândulas salivares. É interessante saber que, em alguns casos, a COVID-19 só foi detectada na saliva, não havendo provas da sua presença na nasofaringe.[85] Os testes salivares positivos indicam a possibilidade de transmissão através da disseminação da saliva, uma vez que os vírus respiratórios se propagam normalmente por contacto direto ou por salpicos e produção de aerossóis a partir da boca e do nariz, ou seja, espirros ou tosse. Além disso, foram detectadas gotículas respiratórias contendo o vírus da gripe mesmo durante a respiração normal.[86]

Embora seja possível detetar o vírus na saliva através da cultura viral, esta deve ser interpretada com precaução, uma vez que a saliva pode conter secreções provenientes da nasofaringe ou dos pulmões através da ação dos cílios. No entanto, isto pode ser verificado escolhendo o método correto de recolha de saliva; recolher a saliva de uma glândula salivar específica (a glândula parótida, por exemplo) em vez de obter a amostra diretamente da boca.[87] A deteção do vírus na saliva está a ser utilizada para monitorizar a carga viral da saliva durante a monitorização da carga viral em série, em vez de fontes nasofaríngeas ou orofaríngeas, para reduzir o desconforto do doente e os riscos para a saúde do operador durante a recolha sucessiva de amostras. A realização de testes à COVID-19 na saliva é mais fácil para o doente e para o operador e o processo comporta menos riscos de contaminação cruzada. As amostras podem ser fornecidas pedindo ao doente que cuspa para um recipiente esterilizado, e o operador tem poucas hipóteses de exposição com um procedimento tão não invasivo. A recolha de saliva é mais confortável para os doentes do que a punção venosa, além de ser mais económica com o mínimo de instrumentos necessários.[88]

Esta descoberta é de particular interesse para os dentistas. A recomendação inicial do NHS era a de fornecer tratamento a todos os pacientes, exceto aqueles com sintomas de infeção. Além disso, todos os tratamentos dentários eram permitidos, exceto os procedimentos que estão associados à aerossolização. No entanto, está agora estabelecido que existe uma proporção de doentes assintomáticos que podem transmitir a infeção, e a presença do vírus na saliva significa que mesmo os procedimentos dentários que não produzem aerossóis podem ser uma fonte de infeção. Outro aspeto importante desta descoberta é que os dentistas que se dedicam à cessação do tabagismo devem sensibilizar os seus pacientes fumadores para a possibilidade de transmissão do vírus salivar através da partilha social de instrumentos para fumar tabaco, nomeadamente os cigarros electrónicos e o cachimbo de água.[89]

Anomalias do paladar

A perda do paladar e do olfato tem sido reconhecida ultimamente como um dos sintomas da COVID-19. Uma equipa italiana relatou que 20 dos 59 doentes com COVID-19 que foram entrevistados (33,9%) tinham pelo menos uma perturbação do paladar ou do olfato e 11 (18,6%) tinham ambas.[90] A maioria dos pacientes com estes sintomas (91%) relatou a ocorrência de alterações do paladar antes de ser hospitalizada. A perturbação do paladar e do olfato neste caso poderia ser explicada pelo facto de o SARS-CoV-2 ser conhecido pela sua interação com o recetor da enzima conversora de angiotensina 2 (ACE2), para facilitar a sua penetração na célula, sendo este recetor amplamente expresso nas células epiteliais da mucosa oral e do cérebro. De facto, verificou-se que a expressão da ACE2 era mais elevada na língua, onde as papilas gustativas são mais abundantes, do que na gengiva ou na mucosa bucal.[23] Outra possibilidade é que o SARS-CoV-2 também possa ser detectado na saliva e que a infeção das glândulas salivares também seja possível, o que aumenta a disponibilidade do vírus na cavidade oral e a sua absorção pelas células epiteliais. Os dentistas devem estar atentos a este sintoma, uma vez que podem encontrar pacientes com anomalias do paladar sob a forma de disgeusia ou síndroma da boca ardente. Isto é particularmente importante porque estes sintomas podem preceder o aparecimento de manifestações respiratórias de diagnóstico da doença. No entanto, o relato deste sintoma deve ser interpretado com precaução, uma vez que se sabe que os doentes afectados pertencem ao grupo etário mais velho, que já é suscetível a perturbações do paladar e do olfato.

Tabela. 8 Manifestações orais da infeção pelo coronavírus da síndrome respiratória aguda grave 2 (SARS-CoV-2)[91-97]

Região da cavidade oral	Sintomas
Dorso da língua	Placa branca e placa eritematosa, ulcerações amareladas (HSV), exacerbação da língua geográfica, candidíase, aftas, úlceras, papilite lingual transitória, glossite, reentrâncias laterais, despapilação de manchas
Mucosa oral	Ulcerações, petéquias, estomatite (especificamente estomatite aftosa), exacerbação de doenças auto-imunes, bolhas, máculas, mucosite
Gengivas	Gengivite, gengivite descamativa
Outros	Disgeusia (perturbações do paladar), xerostomia, dor oral, superfície eritematosa na orofaringe e no palato duro, petéquias orais, dor de garganta, doença tipo Kawasaki, prurido.

Tabela.9 Classificação das manifestações orais (exceto alterações do paladar) em doentes com COVID-19 de acordo com a etiologia[98]

Grupos de manifestações orais	Exemplos
Manifestações orais com causas diretas prováveis que não a infeção por SARS-CoV-2 • Lesões iatrogénicas • Reacções a medicamentos • Co-infecções oportunistas	• Lesões por intubação • Candidíase, infecções pelo vírus Herpes simplex
Envolvimento de múltiplos órgãos com manifestação oral variável • Lesões orais em multissistemas	- Urticária e angioedema envolvendo a boca

síndrome inflamatória e Doença tipo Kawasaki • Lesão oral como parte de outros envolvimentos multiorgânicos	
Manifestações orais provavelmente causadas diretamente pela infeção por SARS-CoV-2 • Lesões com infeção por SARS-CoV-2 como causa direta provável • Envolvimento das glândulas salivares • Xerostomia	• Lesões aftosas, úlceras orais • Sialadenite

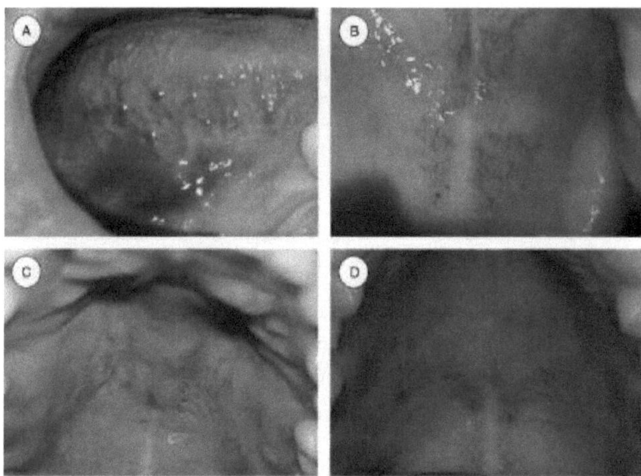

Fig.6 Lesões vasculares em doentes com doença por coronavírus 2019. A, Extensa área de equimose na língua. B-D, Áreas de petéquias associadas a mucosa isquémica no palato.[99]

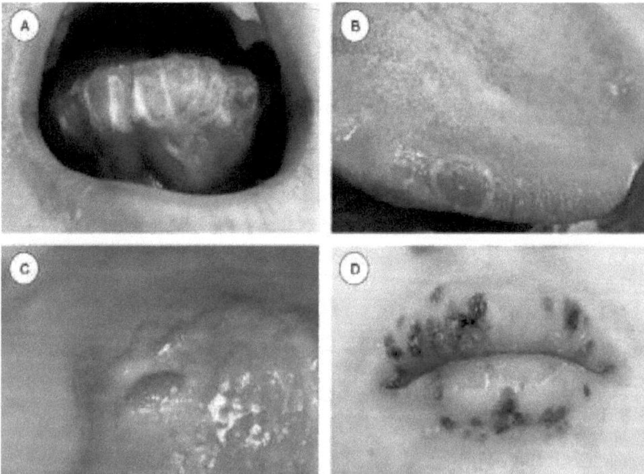

Fig.7 Lesões ulceradas em doentes com doença por coronavírus 2019. A, Extensas áreas de mucosa isquémica da língua. B,Úlcera crónica com 20 dias de evolução, não responsiva ao tratamento com corticoides. C, Ulceração do palato, com halo isquémico e áreas centrais com

pseudomembrana branca. D, Lesões vesiculobolhosas no lábio que evoluíram para ulceração e formação de crosta sanguinolenta em paciente jovem.[99]

MUCORMICOSE ASSOCIADA À COVID-19

A resposta imunitária adaptativa contra o coronavírus requer a estimulação de epítopos de células B e T. Por exemplo, foi detectado um aumento substancial de infecções fúngicas (por exemplo, candidíase, aspergilose, criptococose, pneumocistose, histoplasmose) em indivíduos com infeção ativa causada pelo vírus da imunodeficiência humana (VIH), gripe grave e COVID-19. De forma relevante, a incidência de infecções fúngicas oportunistas está dramaticamente aumentada em doentes com COVID-19 com factores predisponentes (por exemplo, diabetes, ventilação mecânica e tempestade de citocinas).

Diagnóstico clínico na Mucormicose[101]

1. Dentes móveis
2. Halitose
3. Dor de dentes
4. Ulceração do palato
5. Drenagem intra-oral dos seios nasais
6. Dor para-sinusal
7. Entupimento nasal
8. Descarga nasal com epistaxis, descarga purulenta negra
9. Eritema da mucosa nasal
10. Eritema facial
11. Descoloração negra da pele
12. Eritema e edema periorbitais
13. Dor orbital, Ptose, Diplopia
14. Febre

Quadro.10 Factores de risco da mucormicose[102]

Diabetes mellitus (mal controlada, cetoacidose)
Neoplasia maligna hematológica com neutropenia ou doença do enxerto vs. hospedeiro
Transplante de órgãos (o transplante de células estaminais hematopoiéticas é mais comum do que o transplante de órgãos sólidos)
Doenças auto-imunes
Terapia imunossupressora
Vírus da imunodeficiência humana
Sobrecarga de ferro
Vagabundos
Traumatismos, incluindo cirurgia
Diálise peritoneal
Malnutrição
Receção prévia de voriconazol

Patogénese

A patogénese da mucormicose começa com a inalação ou ingestão de esporangiósporos, ou com a inoculação de conídios através de feridas de punção ou traumatismos. Embora extremamente raros, os surtos nosocomiais de mucormicose têm sido associados a ligaduras, equipamento médico e sistemas de ventilação contaminados. Em indivíduos saudáveis, os fagócitos mononucleares e polimorfonucleares (PMNs) eliminam esporos e hifas de fungos através de mecanismos de morte oxidativos e não oxidativos. A persistência ou o crescimento do organismo é facilitado por defeitos na atividade fagocítica (por exemplo, neutropenia ou defeitos na função dos fagócitos). É importante salientar que a hiperglicemia e a acidose prejudicam a quimiotaxia e a morte fagocitária. Além disso, o Rhizopus produz a enzima cetona redutase que permite o crescimento em ambientes ácidos e ricos em glucose, como a cetoacidose. Os Mucorales apresentam uma resistência inerente à morte pelos fagócitos humanos, o que pode ser responsável por uma maior virulência. O metabolismo do ferro desempenha um papel central na patogénese da mucormicose. Os doentes com estados de sobrecarga de ferro (incluindo os que estão a receber terapia de quelação com deferoxamina) estão predispostos à mucormicose. A deferoxamina aumenta o crescimento fúngico in vitro, actuando como um sideróforo para os Mucorales. Além disso, o aumento da disponibilidade de ferro sérico em pessoas com acidose, em parte devido à diminuição da afinidade da transferrina pelo ferro livre a um pH inferior a 7,4, pode aumentar a suscetibilidade à mucormicose. A mucormicose tem uma afinidade para invadir os vasos sanguíneos, com a consequente trombose e necrose dos tecidos. A interação dos esporos fúngicos com as células endoteliais pode facilitar a angioinvasão. Além disso, a interação com os receptores das células endoteliais do hospedeiro pode promover danos nas células endoteliais e a disseminação dos fungos.[102]

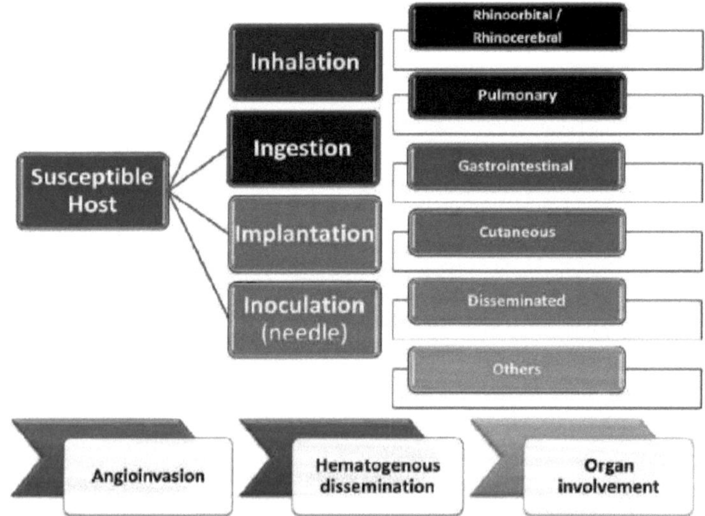

Fig.8 Mucormicose: modos de propagação e formas clínicas com processo patológico comum[103]

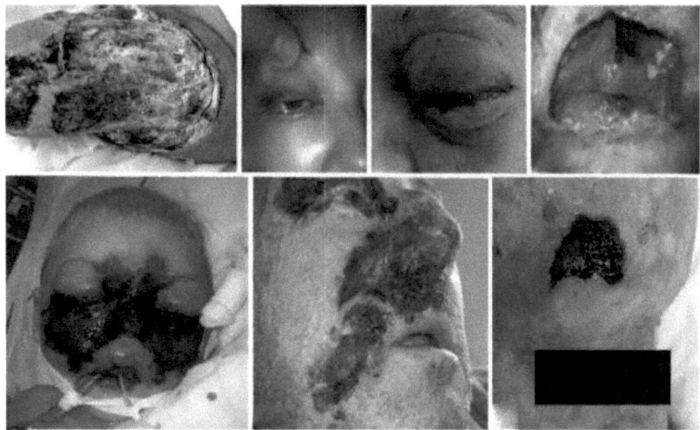

Fig.9 Mucormicose cutânea e rino-órbito-cerebral

(A) Extensa mucormicose cutânea primária da perna esquerda devido a Apophysomyces variabilis, após acidente de viação. (B) Pele eritematosa, ptose, edema palpebral, limitação da motilidade ocular e dor maxilar direita, 6 dias após o início dos sintomas numa diabetes não controlada. (C) Proptose, eritema palpebral e síndrome do seio cavernoso, 7 dias após o início dos sintomas em diabetes não controlada. (D) Úlcera palatina necrótica e purulenta e síndrome do seio cavernoso, 8 dias após o início dos sintomas em diabetes não controlada.
(E) Mucormicose rinocerebral numa criança do sexo feminino, 2 anos de idade, com leucemia linfoblástica aguda e evolução letal. (F) Homem de 52 anos com neutropenia persistente após quimioterapia, sinusite e necrose cutânea. (G) Escara negra como lesão cutânea típica da mucormicose; uma de várias lesões na testa, orelha e bochecha direitas num recetor de transplante de células estaminais hematopoiéticas, não diabético, com pansinusite devida a Lichtheimia corymbifera. Imagem A cortesia de Alexandro Bonifaz, imagens B-D cortesia de Dora E Corzo-Leon, imagens E e F cortesia de Valentina Arsic Arsenijevic, Belgrado, Sérvia, e imagem G cortesia do Hospital Universitário de Colónia.[104]

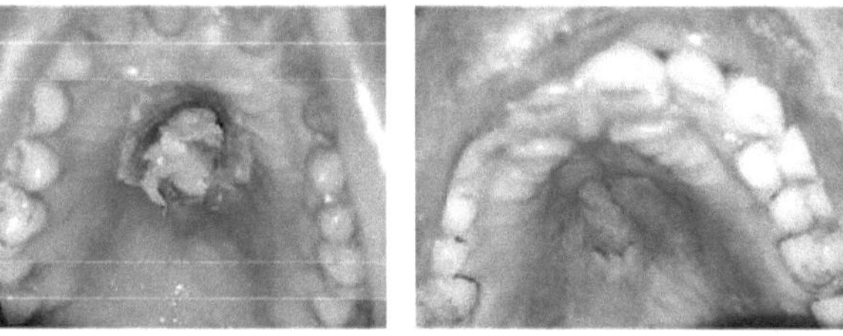

Ulceração palatina secundária a mucormicose

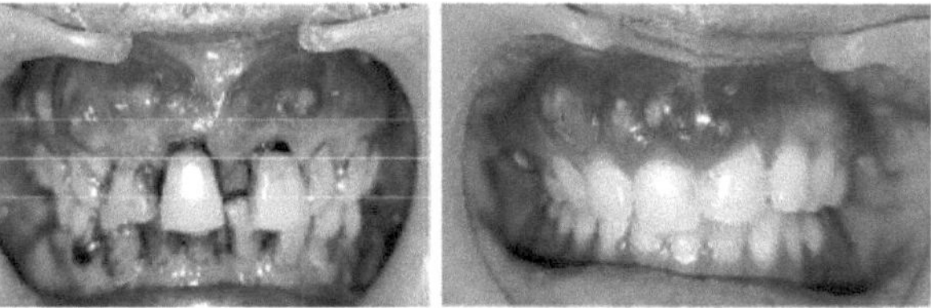

Fig.10 Sinus intra-oral múltiplo com dentes móveis[101]

Diagnóstico radiográfico da mucormicose[101]

A imagiologia precoce é útil para avaliar a extensão do envolvimento desta doença letal que requer um tratamento rápido e agressivo.

1. Norma de ouro - RMN com gadolínio

2. Imagiologia adjuvante-CT PNS com contraste

Caraterísticas da TC PNS com contraste[101]

1. Espessamento das mucosas

2. Inflamação da Turbina Nasal

3. Erosão óssea

4. Seio cheio de líquido

5. Osso sequestrado

Caraterísticas da ressonância magnética

1. espalhamento perisinusal em imagens ponderadas em T2

2. sinal preto da turbina (primeiro sinal)

3. sinal de alta intensidade na imagem T2 com supressão de gordura no osso pterigoide

4. erosão óssea como sinal hipointenso ponderado em T2 e espessamento da mucosa

Investigação laboratorial para o diagnóstico de Mucormicose[101]

1. Esfregaço nasal profundo para esfregaço de KOH e cultura de fungos

2. Nível de PCR

3. Teste de galatomanano e beta-glucano negativo (para excluir aspergilose)5

4. Biópsia

- 50% de tecido em solução salina para cultura de fungos

- 50% de tecido em formalina a 10% para histopatologia.

Gestão médica:- [101]

Terapia antifúngica de primeira linha - Terapia com anfotericina B

(Anfotericina B lipossómica intravenosa, complexo lipídico de anfotericina B intravenosa, desoxicolato de anfotericina B intravenosa) Complexo lipídico de anfotericina B, Desoxicolato de anfotericina B Inj)

Terapia antifúngica de segunda linha

1. isavuconazol (injeção/comprimido)

2. posaconazol (comprimido)

Tratamento cirúrgico

Objetivo da cirurgia - Limpeza **agressiva** do tecido patológico para criar um leito de tecido saudável para a perfusão da terapia antifúngica.

Cirurgião otorrinolaringologista - Cirurgia **endoscópica** do seio esfenoidal, etmoidal e maxilar. Pode ser efectuada uma operação FESS ou Denkers.

Cirurgião maxilofacial - Papel **duplo** do cirurgião maxilofacial na cirurgia de desobstrução, bem como na reconstrução pós-mucormicose e na reabilitação dentária. Ressecção do osso maxilar envolvido por maxilectomia/mandibulectomia, operação de Cadwell-Luc para desbridamento do seio maxilar, ressecção do osso zigomático. Utilização de enxertos vasculares livres/ retalhos regionais de tecidos moles para reconstrução e utilização de implantes zigomáticos para reabilitação dentária em casos indicados.

Oftalmologista-Exentração **orbital** nos casos indicados.

Neurocirurgião-Debridamento da mesa anterior, mesa posterior do osso frontal e do osso do crânio osteomielítico e parênquima cerebral envolvido.

CAPÍTULO 8

ABORDAGEM DE DIAGNÓSTICO DA COVID-19

Suspeita clínica - A possibilidade de COVID-19 deve ser considerada em qualquer pessoa com febre e/ou sintomas respiratórios de início recente. Embora a tosse e a dispneia sejam consideradas as caraterísticas respiratórias clássicas da COVID-19, outros sintomas respiratórios como a dor de garganta, a rinorreia e a congestão nasal são frequentemente relatados e são frequentemente os únicos sintomas de apresentação da COVID-19. Outras manifestações clínicas comuns incluem perturbações do olfato ou do paladar, mialgias e diarreia. A COVID-19 deve também ser considerada em doentes com doença grave do trato respiratório inferior sem outra causa clara.

Como o SARS-CoV-2 é prevalente em todo o mundo, os médicos devem ter um baixo limiar de suspeita de COVID-19. O limiar de suspeita deve ser particularmente baixo se o indivíduo residir ou tiver viajado para locais com elevadas taxas de transmissão comunitária, se tiver tido uma exposição potencial ao SARS-CoV-2 num contexto de surto ou como contacto próximo de alguém com suspeita de infeção, ou se residir num contexto de congregação.

Não existem caraterísticas clínicas específicas que possam distinguir de forma fiável a COVID-19 de outras infecções respiratórias virais. No entanto, algumas caraterísticas podem justificar um nível mais elevado de suspeita clínica. Vários estudos sugeriram que a perda do paladar e a perda do olfato são os sintomas mais fortemente associados a um teste SARS-CoV-2 positivo. O desenvolvimento de dispneia vários dias após o início dos sintomas iniciais também é sugestivo de COVID-19. No entanto, nenhum destes achados estabelece definitivamente o diagnóstico de COVID-19 sem testes microbiológicos.

A COVID-19 deve também ser considerada no diagnóstico de doentes que apresentem complicações extrapulmonares que tenham sido associadas à infeção por SARS-CoV-2, incluindo lesões cardíacas, acidente vascular cerebral isquémico e outros eventos tromboembólicos, e complicações inflamatórias (por exemplo, a síndrome inflamatória multissistémica em crianças).

Os doentes com suspeita de COVID-19 que não necessitem de cuidados de emergência devem ser encorajados a telefonar antes de se apresentarem num centro de saúde para avaliação. Muitos doentes podem ser avaliados quanto à necessidade de efetuar testes por telefone. Para os doentes internados numa unidade de saúde, devem ser implementadas medidas de controlo da infeção logo que se suspeite da possibilidade de COVID-19.

A quem testar

Doentes sintomáticos - Se possível, todos os doentes sintomáticos com suspeita de infeção devem ser submetidos a testes; o diagnóstico não pode ser feito definitivamente sem testes microbiológicos.

No entanto, em alguns contextos com recursos limitados, a capacidade limitada pode impedir a realização de testes a todos os doentes com suspeita de COVID-19.

Os departamentos de saúde locais podem ter critérios específicos para a realização de testes. A Infectious Diseases Society of America (IDSA) sugeriu prioridades para a realização de testes quando a capacidade de realização de testes é limitada; os indivíduos de alta prioridade incluem pacientes hospitalizados (especialmente pacientes em estado crítico com doença respiratória inexplicável) e indivíduos sintomáticos que são profissionais de saúde ou socorristas, que trabalham ou residem em ambientes de vida em grupo ou que têm factores de risco para doença grave.

Indivíduos assintomáticos selecionados - A despistagem de determinados indivíduos assintomáticos pode também ser importante para fins de saúde pública ou de controlo de infecções, sobretudo quando as taxas de transmissão na comunidade são elevadas.

-A principal razão para testar um indivíduo assintomático:

Após contacto próximo com um indivíduo com COVID-19 (isto inclui recém-nascidos de mães com COVID-19). Não se conhece o tempo de deteção do ácido ribonucleico (ARN) após a exposição, pelo que o momento ideal para efetuar o teste à COVID-19 após a exposição é incerto. Os Centros de Controlo e Prevenção de Doenças (CDC) recomendam a realização de testes decorridos cinco dias após a última exposição; normalmente, realizamos testes cinco a sete dias após a exposição. Esta e outras precauções pós-exposição são discutidas em pormenor noutro local.

-Outras razões potenciais para o rastreio da infeção por SARS-CoV-2 incluem

-Identificação precoce da infeção em instalações de vida coletiva que abrigam indivíduos em risco de doença grave (por exemplo, instalações de cuidados de longa duração, instalações correcionais e de detenção, abrigos para sem-abrigo). Isto inclui a realização de testes em resposta a casos identificados de COVID-19 nas instalações, bem como o rastreio intermitente de funcionários e residentes.

-Rastreio de doentes hospitalizados, antes de procedimentos cirúrgicos ou geradores de aerossóis, particularmente em locais onde a prevalência é elevada (por exemplo, >10% de positividade da reação em cadeia da polimerase [PCR] na comunidade).

-Antes de receber terapia imunossupressora (incluindo antes do transplante).

Quando evitar o teste em indivíduos assintomáticos - Nos Estados Unidos, o CDC sugere que não se faça o teste para novas infecções em indivíduos assintomáticos que tenham sido previamente diagnosticados com SARS-CoV-2 no mês anterior. Um teste de amplificação de ácido nucleico (NAAT), especificamente, deve ser evitado em indivíduos que tiveram infeção por SRA-CoV-2 nos três meses anteriores, devido à baixa probabilidade de que uma repetição de um NAAT positivo durante este intervalo represente uma reinfeção ativa.

Escolha de um teste de diagnóstico inicial - É necessário um teste viral para fazer o diagnóstico da infeção por SARS-CoV-2: ou um NAAT, mais frequentemente um ensaio de reação em cadeia da polimerase com transcrição reversa (RT-PCR), ou um teste de antigénio.

Em geral, sugerimos o NAAT, se estiver prontamente disponível com um tempo de resposta razoável (por exemplo, dentro de 24 a 48 horas), devido à sua sensibilidade superior. Os NAAT são normalmente realizados num laboratório. Também estão disponíveis testes rápidos de RT-PCR que podem ser efectuados no local de prestação de cuidados e que parecem ter um desempenho comparável ao dos NAAT laboratoriais normais; os testes isotérmicos rápidos podem ser menos sensíveis do que outros NAAT rápidos.

No entanto, os testes de antigénio são mais acessíveis, mais convenientes e menos dispendiosos do que o NAAT e têm um tempo de resposta mais curto do que o NAAT laboratorial. Assim, são razoavelmente mais utilizados do que o NAAT para testes em casa e em locais de prestação de cuidados. As pessoas que recorrem aos testes de antigénios devem estar cientes de que a sensibilidade é inferior à dos NAAT e que os testes de antigénios negativos realizados por sintomas ou exposição recente justificam geralmente a confirmação com testes adicionais.

Os testes de antigénio também são preferíveis ao NAAT para indivíduos que recentemente (ou seja, nos últimos três meses) testaram positivo para o SARS-CoV-2 e têm indicações para repetir o teste (por exemplo, novos sintomas); nos poucos meses após a infeção, um NAAT positivo pode ser mais provável que reflicta uma libertação prolongada de RNA viral do que uma nova infeção, mas não pode distinguir entre os dois.

Tabela.11 Testes de diagnóstico para a COVID-19

Categoria de teste	Clínica primária utilização	Tipo de espécime	Desempenho caraterísticas	Comentários
NAATs (incluindo RT-PCR)	Diagnóstico da infeção atual	Espécimes do trato respiratório	• Altamente analítico sensibilidade e especificidade em contextos ideais. • O desempenho clínico depende do tipo e da qualidade da amostra e da duração da doença na altura do teste. • A taxa de falsos negativos registada varia entre <5 e 40%, dependendo do teste utilizado.	• O tempo para efetuar o teste varia entre 15 minutos e 8 horas.[л] • Reviravolta tempo influenciado pelo teste utilizado e pelo fluxo de trabalho do laboratório. • Alguns ensaios permitem recolha de espécimes que são enviados por correio.
Serologia (deteção de anticorpos)	Diagnóstico de infeção prévia (ou infeção com uma duração mínima de 3 a	Sangue	• A sensibilidade e a especificidade são muito variáveis. • Os anticorpos detectáveis demoram geralmente vários dias a	• O tempo para efetuar o teste varia entre 15 minutos e 2 horas. • O tempo de execução é

			semanas a desenvolver-se; a IgG desenvolve-se normalmente até 14 dias após o início dos sintomas.	influenciado pelo teste utilizado e pelo fluxo de trabalho do laboratório.
	4 semanas)			• Continua a ser
			• Foi notificada uma reatividade cruzada com outros coronavírus. • Os resultados individuais devem ser interpretados com precaução em contextos de baixa seroprevalência; os testes serológicos que têm uma especificidade elevada continuam a ter um valor preditivo positivo baixo.	não é certo que um teste de anticorpos positivo indique imunidade contra uma futura infeção.
Testes de antigénios	Diagnóstico da infeção atual	Esfregaços nasofaríngeos ou nasais	• Os antigénios são geralmente sem sensível testes de ácidos nucleicos. • A sensibilidade é mais elevado em indivíduos sintomáticos no prazo de 5 a 7 dias após o início dos sintomas.	O tempo para efetuar o teste é <1 hora

TESTES DE DIAGNÓSTICO DA COVID-19

Testes moleculares

• O modo de diagnóstico padrão dos testes consiste em testar uma zaragatoa nasofaríngea para deteção do ácido nucleico do SARS-CoV-2 utilizando um ensaio de PCR em tempo real. Os ensaios de PCR comerciais foram validados pela Food and Drug Administration (FDA) dos EUA com autorizações de utilização de emergência (EUAs) para a deteção qualitativa do ácido nucleico do SARS-CoV-2 a partir de amostras obtidas de zaragatoas nasofaríngeas, bem como de outros locais, tais como zaragatoas orofaríngeas, zaragatoas nasais anteriores/midturbinadas, aspirados nasofaríngeos, lavagem broncoalveolar (BAL) e saliva. A recolha de amostras de BAL só deve ser efectuada em doentes com ventilação mecânica, uma vez que as amostras do trato respiratório inferior parecem permanecer positivas durante um período mais longo.

• A sensibilidade do teste PCR depende de múltiplos factores que incluem a adequação da amostra, a recolha técnica da amostra, o tempo de exposição e a fonte da amostra. No entanto, a especificidade da maioria dos ensaios comerciais de PCR para o SARS-CoV-2 aprovados pela FDA é de quase 100%, desde que não haja contaminação cruzada durante o processamento da amostra.

• Os testes de antigénio do SARS-CoV-2 são menos sensíveis, mas têm um tempo de resposta mais rápido em comparação com os testes de PCR molecular. Os testes abrangentes para outros agentes patogénicos virais respiratórios também devem ser considerados para os doentes apropriados.[9]

Testes serológicos

Um teste de anticorpos pode avaliar a presença de anticorpos que ocorrem como resultado da infeção. Os testes de anticorpos desempenham um papel importante na vigilância alargada da COVID-19, e estão disponíveis muitos kits comerciais de testes de anticorpos fabricados para avaliar a presença de anticorpos contra o SARS-CoV-2.

Apesar dos numerosos testes de anticorpos concebidos até à data, os testes serológicos têm limitações na especificidade e sensibilidade, e os resultados dos diferentes testes variam. No entanto, um teste de anticorpos com uma especificidade superior a 99% e uma sensibilidade de 96% foi desenvolvido pelo CDC, que pode identificar a infeção passada pelo SRA-CoV-2.

Os testes de anticorpos podem ser fundamentais para uma vigilância alargada da COVID-19 e para avaliar a imunidade conferida pela infeção ou pela vacinação. Está atualmente em curso investigação para determinar os aspectos quantitativos e qualitativos dos anticorpos no que respeita à proteção contra uma futura infeção por SARS-CoV-2 e à duração da proteção.[9]

Diagnóstico de antigénios

Os testes que detectam antigénios virais não amplificam estas proteínas, apenas identificam o que já está presente numa amostra do doente. Os testes de antigénio detectam proteínas exclusivas do vírus que são libertadas nos tecidos do doente, como as narinas ou a saliva. Normalmente, os testes rápidos de antigénio têm anticorpos marcados que são específicos de uma determinada proteína viral, como o nucleocapsídeo. Estes anticorpos podem então ser medidos utilizando a emissão de luz, ou uma mudança de cor, para detetar um resultado positivo.[110] Os testes rápidos de antigénio demoram normalmente apenas 15 a 30 minutos, mas alguns requerem equipamento especializado para ler os resultados. Os testes rápidos de antigénio aprovados para utilização no local de prestação de cuidados têm de ser especialmente testados para garantir a sua viabilidade nesse tipo de ambiente.[111]

Testes de deteção baseados em anticorpos

É sabido que tanto a imunidade inata como a adaptativa desempenham papéis no controlo da infeção por SARS-CoV-2. Além disso, a imunidade adaptativa cria uma imunidade de memória que ajuda a prevenir a reinfeção. Um dos componentes da imunidade adaptativa é a imunidade humoral (células B ou anticorpos) mediada, que é importante na eliminação do vírus e na prevenção da reinfeção através da resposta imunitária de memória. A resposta imunitária das células B provoca uma resposta de anticorpos específicos do vírus, incluindo IgM, IgG, IgA e anticorpos IgG neutralizantes, nos dias após a infeção por SARS-CoV-2. Na maioria dos doentes com COVID-19, os anticorpos aparecem 7 a 14 dias após a infeção e persistem durante semanas após a eliminação do vírus. Os anticorpos mais frequentemente detectados são contra a proteína N interna e a proteína S externa, como um anticorpo neutralizante dirigido contra o domínio de ligação ao recetor da proteína S, que é altamente imunogénico.

Testes de amplificação de ácidos nucleicos (NAAT) para o vírus da COVID-19

A confirmação de rotina dos casos de COVID-19 baseia-se na deteção de sequências únicas de ARN do vírus por NAAT, como a reação em cadeia da polimerase com transcrição reversa em tempo real (rRT-PCR), com confirmação por sequenciação de ácidos nucleicos, quando necessário. Os genes virais visados até à data incluem os genes N, E, S e RdRP. A extração de ARN deve ser efectuada numa cabina de segurança biológica numa instalação BSL-2 ou equivalente. Não é recomendado o tratamento térmico das amostras antes da extração do ARN. Confirmação laboratorial de casos por NAAT em zonas sem circulação conhecida do vírus da COVID-19.

Outras ferramentas de diagnóstico

Alguns diagnósticos baseiam-se na sequenciação genómica, por vezes referida como sequenciação de nova geração (NGS). A NGS pode ser utilizada num ambiente de diagnóstico ou de investigação. Os diagnósticos por NGS não só amplificam e detectam o SARS-CoV-2, como também sequenciam o material genético do vírus presente na amostra. Estes tipos de diagnóstico são muito específicos e são particularmente úteis para identificar estirpes ou variantes virais presentes numa amostra de um doente. O NGS pode ser aproveitado para monitorizar novas variantes e informar outros diagnósticos ou vacinas. Embora os diagnósticos por NGS possam demorar apenas algumas horas a produzir um resultado, normalmente requerem equipamento especializado, pessoal com formação e software para analisar os dados.[109]

Tabela.12 Resultados laboratoriais em doentes com Covid-19.[70]

Aumento na maioria dos doentes	Incrementado em poucos doentes	Diminuição na maioria dos doentes	Normal na maioria dos doentes
PRC	D-dímero	Contagem de linfócitos	Normal na maioria dos doentes
LDH	Procalcitonina	Albumina	
ALT	Ureia	WBC	
AST	Glicose no sangue		
Bilirrubina total	Miohemoglobina CK		
Creatinina	Ferritina		
Troponina cardíaca			
PT			
ESR			
Citocinas (IL-6, IL-10, IL-2, IL-7)			

Tabela.13 Anomalias laboratoriais e complicações[83]

Anomalias laboratoriais	Complicações
HEMOGRAMA: Linfopenia	Pneumonia
Creatinina^	SDRA
AST/ALT/bilirrubina f	Hipotensão
PCR t, LDH t, ferritina J	Miocardite

| RX: Infiltrados intersticiais/SDRA | Lesão renal aguda |

Outra avaliação laboratorial

Todos os doentes hospitalizados devem efetuar um hemograma completo, um painel metabólico completo que inclua testes à função renal e hepática e um painel de coagulação.[9] Em doentes hospitalizados, podem ser considerados testes adicionais, como a pesquisa de marcadores inflamatórios, como a VHS, a proteína C-reactiva (PCR), a ferritina, a desidrogenase láctica, o dímero D e a procalcitonina.[9] Os achados laboratoriais mais consistentes com a COVID-19 foram a linfocitopenia, a proteína C reactiva elevada e a taxa de sedimentação de eritrócitos elevada. A linfocitopenia é devida à necrose ou apoptose dos linfócitos. A gravidade da linfocitopenia reflecte a gravidade da COVID-19. A procalcitonina estava geralmente elevada e associada à co-infeção na maioria dos casos pediátricos notificados. A deteção da COVID-19 baseia-se na deteção virológica por RT-PCR utilizando esfregaços (nasofaringe, orofaringe), expetoração e fezes, radiografia torácica e monitorização dinâmica de mediadores inflamatórios (por exemplo, citocinas). As amostras fecais detectadas para o ácido nucleico da COVID-19 foram tão precisas como as amostras de zaragatoas da faringe. Os doentes com COVID-19 apresentaram níveis sanguíneos elevados de citocinas e quimiocinas, como a interleucina (IL)-7, IL-8, IL-9, IL-10, fator estimulador de colónias de granulócitos, fator estimulador de colónias de granulócitos-macrófagos, fator de necrose tumoral alfa e VEGFA.

Quadro.14 Colheita e armazenamento de amostras[106-108]

Tipo de espécime	Materiais de coleção	Temperatura de armazenamento até ao ensaio no laboratório do país	Temperatura recomendada para expedição de acordo com a hora prevista de expedição
Esfregaço nasofaríngeo e orofaríngeo	Cotonetes flocados de dacron ou poliéster	2-8 °C	2-8 °C se < 5 dias -70 °C (gelo seco) se > 5 dias
Lavagem broncoalveolar	Recipiente esterilizado	2-8 °C	2-8 °C se < 2 dias -70 °C (gelo seco) se > 2 dias
Aspirado (endo)traqueal, lavagem/aspirado nasofaríngeo ou nasal	Recipiente esterilizado	2-8 °C	2-8 °C se <2 dias -70 °C (gelo seco) se > 2 dias
Escarro	Recipiente esterilizado	2-8 °C	2-8 °C se < 2 dias -70 °C (gelo seco) se > 2 dias
Tecido de biópsia ou autópsia, incluindo do pulmão	Recipiente esterilizado com soro fisiológico ou VTM	2-8 °C	2-8 °C se <24 horas -70 °C (gelo seco) se > 24 horas
Soro	Tubos separadores de soro (adultos: colher 3-5 ml	2-8 °C	2-8 °C se <5 dias -70 °C (gelo seco) se > 5 dias

	sangue total)		
Sangue total	Tubo de recolha	2-8 °C	2-8 °C se < 5 dias -70 °C (gelo seco) se > 5 dias
Banco	Recipiente para fezes	2-8 °C	2-8 °C se < 5 dias -70 °C (gelo seco) se > 5 dias
Urina	Recipiente de recolha de urina	2-8 °C	2-8 °C se < 5 dias -70 °C (gelo seco) se > 5 dias

Modalidades de imagiologia

Tendo em conta que esta doença viral se manifesta habitualmente como pneumonia, a imagiologia radiológica tem um papel fundamental no processo de diagnóstico, gestão e acompanhamento. Os estudos imagiológicos podem incluir radiografia do tórax, ecografia pulmonar ou tomografia computorizada (TC) do tórax. Não existem diretrizes disponíveis relativamente ao momento e à escolha dos exames imagiológicos pulmonares em doentes com COVID-19 e o tipo de exame imagiológico deve ser considerado com base na avaliação clínica.[9]

Radiografia do tórax

O exame radiográfico normal (raio-X) do tórax tem uma baixa sensibilidade na identificação de alterações pulmonares precoces; pode ser completamente normal nas fases iniciais da doença. Nas fases mais avançadas da infeção, o exame radiológico do tórax mostra normalmente opacidades alveolares multifocais bilaterais, que tendem a confluir para a opacidade completa do pulmão. Também pode ser demonstrado derrame pleural.[9]

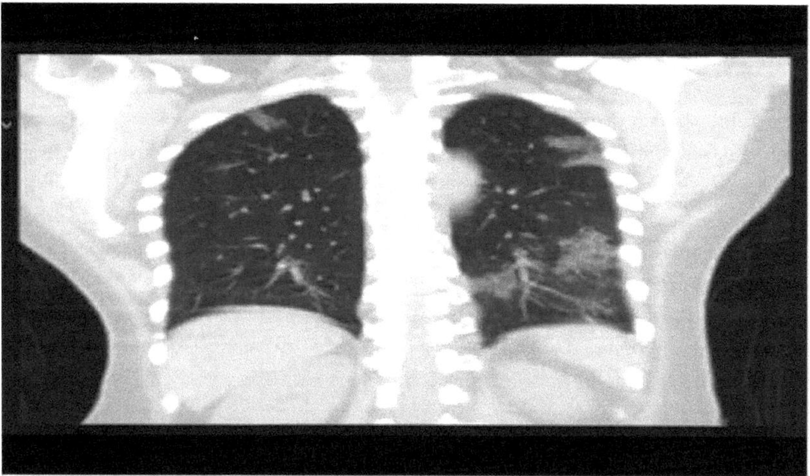

Fig.11 TC de tórax de um doente com COVID-19, mostrando a densidade de múltiplas manchas semelhantes a algodão na periferia de ambos os pulmões.[120]

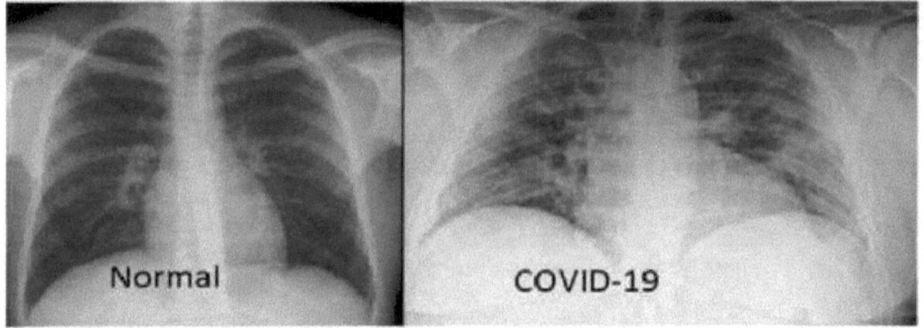

Fig.12 Mostra uma radiografia de tórax típica da COVID-19 versus normal. A imagem à direita mostra múltiplas opacidades focais irregulares do espaço aéreo.[121]

Tomografia Computorizada (TC) do tórax

O Colégio Americano de Radiologia desaconselha a utilização de rotina da TC torácica como estudo imagiológico inicial ou de rastreio. Dada a sua elevada sensibilidade, a tomografia computorizada (TC) do tórax, em particular a TC de alta resolução (TCAR), é o método de diagnóstico de eleição na avaliação da pneumonia por COVID-19, particularmente quando associada à progressão da doença.

Podem ser encontrados vários achados não específicos e padrões radiológicos na TC de tórax. A maioria destes achados também pode ser observada noutras infecções pulmonares, como a gripe A (H1N1), CMV, SARS, MERS, estreptococos, clamídia e micoplasma.

Os achados tomográficos mais comuns na COVID-19 são áreas multifocais bilaterais em "chão ou vidro fosco" (GG) associadas a áreas de consolidação com distribuição irregular, principalmente periférica/subpleural, e maior envolvimento dos lobos inferiores da região posterior. O padrão de "pavimentação em mosaico" também pode ser observado. Este último achado é caracterizado por áreas de GG com sobreposição de espessamento dos septos interlobulares e espessamento dos septos intralobulares. É um achado não específico que pode ser detectado em diferentes condições. Outros achados notáveis incluem o "sinal do halo invertido", uma área focal de GG delimitada por um anel periférico com consolidação, e os achados de cavitações, calcificações, linfadenopatias e derrame pleural.[9]

Ultrassom do pulmão[9]

O exame ultrassonográfico do pulmão permite avaliar a progressão da doença, desde um padrão intersticial focal até um "pulmão branco" com evidência de consolidações subpleurais. Tendo em conta a sua natureza não invasiva e os riscos nulos de radiação, é uma modalidade diagnóstica útil para o seguimento do doente e ajuda a determinar a configuração da ventilação mecânica e do posicionamento em decúbito ventral.

As principais caraterísticas ecográficas são:

• **Linhas pleurais:** aparecem frequentemente espessadas, irregulares e descontínuas até quase parecerem erráticas; as lesões subpleurais podem ser vistas como pequenas consolidações ou nódulos irregulares.

• **Linhas B:** São frequentemente imóveis, coalescentes e em cascata e podem fluir até ao quadrado do "pulmão branco".

• **Espessamentos:** São mais evidentes nos campos posteriores e bilaterais, especialmente nos campos inferiores; o broncograma aéreo dinâmico no interior da consolidação é uma manifestação da evolução da doença.

• Derrame pleural perilesional

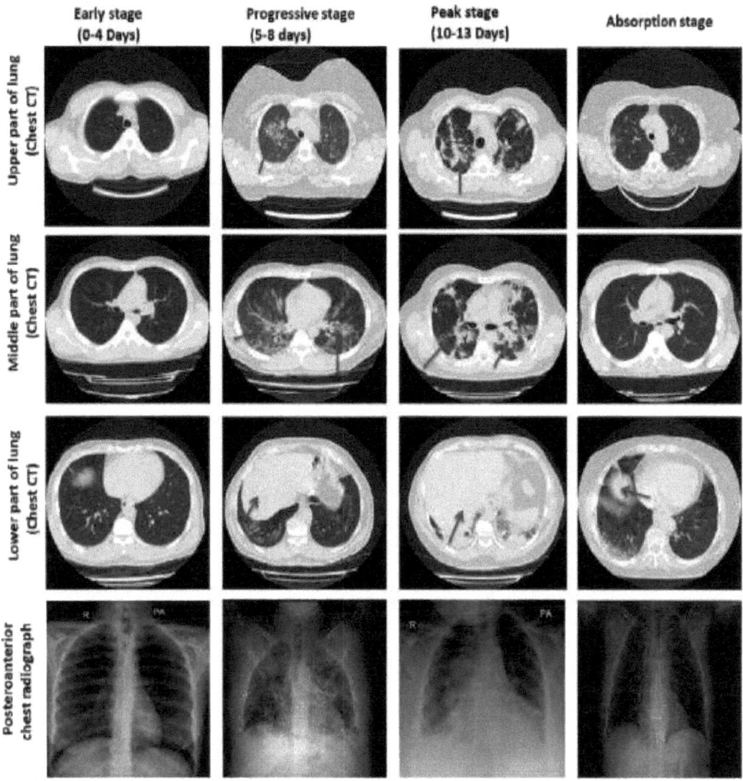

Fig.13 Radiografias de tórax e imagens de tomografia computorizada (TC) de doentes com COVID-19. Quatro fases em doentes com COVID-19; 1: fase inicial (0-4 dias), 2: fase progressiva (5-8 dias), 3: fase de pico (10-13 dias) e 4: fase de absorção[70]

Tabela.15 Achados da TC de tórax da pneumonia por COVID-19.[70]

Caraterísticas da imagem de TC do tórax	Definição	Graus de gravidade
Opacidades em vidro despolido (GGO) +/- consolidação	Uma área de opacidade pulmonar nebulosa e elevada	+++++
Lesões múltiplas	Danos ou alterações anormais numa área diferente	++++
Distribuição bilateral	Distribuição em duas faces da GGO	++++
Predileção pela parte posterior/lóbulo inferior	Predileção pela parte dorsal/lóbulo inferior	++++

Consolidação pura	Substituição do ar nos alvéolos por diferentes matérias (por exemplo, células, sangue e pus)	++++
Distribuição periférica/subpleural	GGOs multifocais distribuídos perifericamente e subpleurais	+++
Padrão de pavimentação louca	Um padrão linear sobreposto a um fundo de GGO	+++
Padrão reticular	Presença de inúmeras linhas, quer por fibrose quer por espessamento dos septos interlobulares	++
Espessamento pleural	A cicatrização extensa torna a pleura mais espessa	++
Espessamento da parede brônquica	Danos na parede dos brônquios	++
Bronquiectasia	Os pulmões aumentam anormalmente de tamanho	++
Nódulos	Opacidade irregular ou arredondada (qualquer lesão que ocupe espaço, de forma única ou múltipla)	+
Derrame pleural	Fluido na cavidade pleural	+
Linha curvilínea subpleural	Uma opacidade curvilínea fina (1-3 mm), localizada na área subpleural e com uma distribuição paralela sobre a superfície pleural	+
Fibrose	Os alvéolos ficam rígidos e com cicatrizes	+
Linfadenopatia mediastínica	Linfonodomegalia mediastinal	Raro
Derrame pericárdico	Um nível anormal de líquido no espaço pericárdico	Raro
Sinal de auréola	Nódulos pulmonares rodeados por vidro despolido	Muito raros
Cavitação	Um espaço cheio de gás	Ausente
Calcificação	Deposição de sal de cálcio	Ausente

CAPÍTULO 9

TRATAMENTO / GESTÃO

Inicialmente, no início da pandemia, a compreensão da COVID-19 e da sua gestão terapêutica era limitada, criando uma urgência para mitigar esta nova doença viral com terapias experimentais e reorientação de medicamentos. Desde então, devido aos intensos esforços dos investigadores clínicos a nível mundial, registaram-se progressos significativos, que permitiram não só compreender melhor a COVID-19 e a sua gestão, mas também desenvolver novas terapêuticas e vacinas a uma velocidade sem precedentes.

Terapias farmacológicas no tratamento de adultos com COVID-19 Atualmente, está disponível uma variedade de opções terapêuticas que incluem medicamentos antivirais (por exemplo, molnupiravir, paxlovid, remdesivir), anticorpos monoclonais anti-SARS-CoV-2 (por exemplo bamlanivimab/etesevimab, casirivimab/imdevimab), medicamentos anti-inflamatórios (por exemplo, dexametasona), agentes imunomoduladores (por exemplo, baricitinib, tocilizumab) estão disponíveis ao abrigo da Autorização de Utilização de Emergência (EUA) emitida pela FDA ou estão a ser avaliados no tratamento da COVID-19.[145]

A utilidade clínica destes tratamentos é específica e baseia-se na gravidade da doença ou em determinados factores de risco. O curso clínico da doença COVID-19 ocorre em 2 fases, uma fase inicial em que a replicação do SARS-CoV-2 é maior antes ou logo após o início dos sintomas. É provável que os medicamentos antivirais e os tratamentos baseados em anticorpos sejam mais eficazes durante esta fase de replicação viral. A fase mais tardia da doença é impulsionada por um estado hiperinflamatório induzido pela libertação de citocinas e pela ativação do sistema de coagulação que provoca um estado pró-trombótico. Os medicamentos anti-inflamatórios, como os corticosteróides, as terapias imunomoduladoras ou uma combinação destas terapias podem ajudar a combater este estado hiperinflamatório mais do que as terapias antivirais.[146] Abaixo está um resumo das últimas opções terapêuticas potenciais propostas, autorizadas ou aprovadas para uso clínico no tratamento da COVID-19.

Terapias antivirais

O molnupiravir (cujo nome deriva do martelo do deus nórdico Thor, Mjolnir) é um agente antivírico oral de largo espetro de ação direta que actua sobre a enzima RdRp e que foi inicialmente desenvolvido como possível tratamento antivírico da gripe e dos alfavírus, incluindo os vírus da encefalite equina oriental, ocidental e venezuelana. Com base numa meta-análise dos estudos de fase 1-3 disponíveis, observou-se que o molnupiravir demonstrou uma redução significativa da hospitalização e da morte na doença COVID-19 ligeira. Os resultados de um estudo de fase 3, duplo-cego, aleatório e controlado por placebo relataram que o tratamento precoce com molnupiravir reduziu o risco de hospitalização ou morte em adultos não vacinados em risco com Covid-19 ligeira a moderada, confirmada laboratorialmente. Os resultados de um ensaio de fase 3, duplamente cego, aleatório e controlado por placebo, relataram que o tratamento precoce com molnupiravir reduziu o risco de hospitalização ou morte em adultos não vacinados em risco com Covid-19 ligeiro a moderado, confirmado laboratorialmente.[147]

Paxlovid (ritonavir em combinação com nirmatrelvir) é um comprimido de combinação oral de dois agentes antivíricos que, numa análise intercalar dos dados da fase 2-3 (comunicados através de um comunicado de imprensa), que incluiu 1219 doentes, concluiu que o risco de internamento hospitalar relacionado com a COVID-19 ou de mortalidade por todas as causas foi 89% inferior no grupo do paxlovid, em comparação com o placebo, quando iniciado no prazo de três dias após o início dos sintomas. Estão a decorrer mais estudos para estabelecer a eficácia comunicada.[148] Em 22 de dezembro de 2021, a FDA emitiu uma autorização de uso de Paxlovid para pacientes com COVID-19 leve a moderada.

O remdesivir é um agente antivírico de largo espetro que demonstrou anteriormente atividade antivírica contra o SARSCoV-2 in vitro.[149] Com base nos resultados de três ensaios clínicos aleatórios e controlados que demonstraram que o remdesivir foi superior ao placebo na redução do tempo de recuperação em adultos hospitalizados com COVID-19 ligeira a grave, a Food and Drug Administration (FDA) dos EUA aprovou o remdesivir para utilização clínica em adultos e doentes pediátricos (com mais de 12 anos de idade e peso igual ou superior a 40 kg) para tratar doentes hospitalizados com COVID-19. No entanto, os resultados do estudo SOLIDARITY da OMS, realizado em 405 hospitais de 40 países, envolvendo 11.330 pacientes internados com COVID-19 que foram randomizados para receber remdesivir (2.750) ou nenhum medicamento (4.088), revelaram que o remdesivir teve pouco ou nenhum efeito na mortalidade geral, no início da ventilação mecânica e na duração da internação hospitalar.[150] Um estudo randomizado, duplo-cego e controlado por placebo publicado recentemente relatou um risco 87% menor de hospitalização ou morte do que o placebo quando pacientes em risco não hospitalizados com COVID-19 foram tratados com um curso de 3 dias de remdesivir. Não existem dados disponíveis sobre a eficácia do remdesivir contra as novas variantes do SARS-CoV-2; no entanto, a resistência adquirida contra vírus mutantes é uma preocupação potencial e deve ser monitorizada.

A hidroxicloroquina e a cloroquina foram inicialmente propostas como tratamentos antivirais para a COVID-19 durante a pandemia. No entanto, os dados de ensaios de controlo aleatórios que avaliaram a utilização de hidroxicloroquina com ou sem azitromicina em doentes hospitalizados não melhoraram o estado clínico ou a mortalidade geral em comparação com o placebo. Os dados de ensaios de controlo aleatórios da hidroxicloroquina utilizada como profilaxia pós-exposição não preveniram a infeção por SARS-CoV-2 ou a doença sintomática por COVID-19[151,152].

O lopinavir/ritonavir é uma terapia combinada aprovada pela FDA para o tratamento do VIH e foi proposta como terapia antiviral contra a COVID-19 durante o início da pandemia. Os dados de um ensaio de controlo aleatório que relatou que não foi observado qualquer benefício com o tratamento com lopinavir-ritonavir em comparação com o tratamento padrão em doentes hospitalizados com COVID-19 grave.[153] O Lopinavir/Ritonavir não está atualmente indicado para o tratamento da COVID-19 em doentes hospitalizados e não hospitalizados.

A ivermectina é um medicamento antiparasitário aprovado pela FDA, utilizado em todo o mundo no tratamento da COVID-19 com base num estudo in vitro que demonstrou a inibição da replicação do SARS-CoV-2. Um ensaio de controlo aleatório, duplamente cego, de centro único, que envolveu 476 doentes adultos com doença ligeira provocada pela COVID-19 e que foi aleatorizado para receber ivermectina 300 mcg/kg de peso corporal durante cinco dias ou placebo, não obteve uma melhoria significativa ou a resolução dos sintomas.[154] A ivermectina não está atualmente indicada para o tratamento da COVID-19 em doentes hospitalizados e não hospitalizados.

Produtos de Anticorpos Neutralizantes Anti-SARS-CoV-2

Os indivíduos que recuperam da COVID-19 desenvolvem anticorpos neutralizantes contra o SARS-CoV-2, mas a duração desta imunidade não é clara. No entanto, o seu papel como agentes terapêuticos no tratamento da COVID-19 está a ser amplamente estudado em ensaios clínicos em curso.

A terapia com **plasma convalescente** foi avaliada durante as epidemias de SARS, MERS e Ébola; no entanto, não dispunha de ensaios de controlo aleatórios que comprovassem a sua eficácia real. A FDA aprovou a terapia com plasma convalescente ao abrigo de uma autorização de utilização para doentes com COVID-19 grave com risco de vida. Embora parecesse promissor, os dados de vários estudos que avaliaram a utilização de plasma convalescente em casos de COVID-19 com risco de vida geraram resultados mistos. Um estudo retrospetivo baseado num registo nacional dos EUA relatou que, entre os doentes hospitalizados com COVID-19, sem ventilação mecânica, houve um menor risco de morte nos doentes que receberam uma transfusão de plasma convalescente com anticorpos IgG anti-SARS-CoV-2 mais elevados do que os doentes que receberam uma transfusão de plasma convalescente com baixos níveis de anticorpos. Os dados de três pequenos ensaios de controlo aleatórios não mostraram diferenças significativas na melhoria clínica ou na mortalidade global em doentes tratados com plasma convalescente em comparação com a terapia padrão. Uma análise in vitro do plasma convalescente obtido de indivíduos previamente infectados com as estirpes ancestrais do SARS-CoV-2 demonstrou uma neutralização significativamente reduzida contra a variante B.1.351/ 501Y.V2 do SARS-CoV-2. Outro estudo in vitro relatou que a variante B.1.351 exibiu uma resistência marcadamente maior à neutralização pelo plasma convalescente obtido de indivíduos previamente infectados com as estirpes ancestrais do SARS-CoV-2 do que a variante B.1.1.7, que não foi mais resistente à neutralização.[155]

REGN-COV2 (Casirivimab e Imdevimab): REGN-COV2 é um cocktail de anticorpos que contém dois anticorpos IgG1 não competitivos (casirivimab e imdevimab) que têm como alvo o RBD na proteína spike do SARS-CoV-2 que demonstrou diminuir a carga viral in vivo, prevenindo sequelas patológicas induzidas pelo vírus quando administrado profilaticamente ou terapeuticamente em primatas não humanos.[156] Os resultados de uma análise provisória de 275 doentes de um ensaio em curso, em dupla ocultação, que envolveu doentes não hospitalizados com COVID-19 e que foram aleatorizados para receber placebo, 2,4 g de REGN-COV2 (casirivimab 1.200 mg e imdevimab 1.200 mg) ou 8 g de REGN-COV2 COV2 (casirivimab 2.400 mg e imdevimab 2.400 mg) indicaram que o cocktail de anticorpos REGNCOV2 reduziu a carga viral em comparação com o placebo. Esta análise provisória também estabeleceu o perfil de segurança deste cocktail de anticorpos, semelhante ao do grupo placebo. Dados preliminares de um ensaio de Fase 3 de REGN-COV (casirivimab/imdevimab) revelaram uma redução de 70% na hospitalização ou morte em doentes não hospitalizados com COVID-19. Estão disponíveis dados in vitro sobre o efeito do REGN-COV2 nas duas novas variantes preocupantes do SARS-CoV-2 (variantes B.1.1.7; B.1.351) que revelam uma atividade mantida. Um estudo recente de Wilhelm et al., publicado em preprint, indicou que a variante Omicron do SARS-CoV-2 era resistente ao casirivimab e ao imdevimab no seu estudo in vitro.

O Bamlanivimab e o Etesevimab (LY-CoV555 ou LY3819253 e LY-CoV016 ou LY3832479) são anticorpos monoclonais neutralizantes anti-spike potentes. O bamlanivimab é um anticorpo monoclonal neutralizante derivado de plasma convalescente obtido de um doente com COVID-19. Tal como o REGN-COV2, também tem como alvo o RBD da proteína spike do SARS-CoV-2 e demonstrou neutralizar o SARS-CoV-2 e reduzir a replicação viral em primatas não humanos. Experiências in vitro revelaram que o etesevimab se liga a um epítopo diferente do bamlanivimab e neutraliza variantes resistentes com mutações no epítopo ligado pelo bamlanivimab. Na Fase 2 do ensaio BLAZE-1, o bamlanivimab/etesevimab foi associado a uma redução significativa da carga viral do SARS-CoV-2 em comparação com o placebo. Os dados da Fase 3 do ensaio BLAZE-1 estão a ser divulgados, mas a informação preliminar indica que a terapêutica reduziu o risco de hospitalização e morte em 87%. Os dados in vitro disponíveis sobre o efeito do bamlanivimab/etesevimab nas novas variantes preocupantes do SARS-CoV-2 (B.1.1.7; B.1.351) revelam uma atividade mantida.[157]

O sotrovimab (VIR-7831) é um potente anticorpo monoclonal neutralizante anti-espículas que demonstrou atividade in vitro contra os quatro COVs Alfa (B.1.1.7), Beta (B.1.351), Gama (P1) e Delta (B.1.617.2). Os resultados de uma análise provisória pré-planeada (ainda não revista por pares) do ensaio multicêntrico, duplamente cego, controlado por placebo, de Fase 3, COMETICE de Gupta et al. que avaliou a eficácia clínica e a segurança do sotrovimab demonstraram que uma dose de sotrovimab (500 mg) reduziu o risco de hospitalização ou morte em 85% em doentes de alto risco não hospitalizados com COVID-19 ligeira a moderada em comparação com placebo.

O REGN-COV2 (casirivimab e imdevimab) e o sotrovimab foram aprovados para utilização clínica pela FDA ao abrigo de duas AUE separadas, emitidas em novembro de 2020 e maio de 2021, respetivamente, que permitiam a utilização destes medicamentos apenas em doentes não hospitalizados (com idade >12 anos e peso >40 kg) com infeção por SARS-CoV-2 confirmada laboratorialmente e COVID-19 ligeira a moderada, que apresentam um risco elevado de progressão para doença grave e/ou hospitalização. Em 25 de março, o governo dos EUA suspendeu a distribuição do recente estudo de tratamento com bamlanivimab isolado, alegando que a emergência crescente de variantes do coronavírus torna o tratamento ineficaz. Será necessária uma vigilância local contínua relativamente à prevalência de variantes emergentes para determinar quais os tratamentos com anticorpos que mantêm a eficácia.

Agentes imunomoduladores

Corticosteróides: A COVID-19 grave está associada a lesões pulmonares relacionadas com a inflamação, provocadas pela libertação de citocinas caracterizadas por uma elevação dos marcadores inflamatórios. Durante o início da pandemia, a eficácia dos glucocorticóides em doentes com COVID-19 não estava bem descrita. O ensaio Randomized Evaluation of Covid-19 Therapy (RECOVERY), que incluiu doentes hospitalizados com suspeita clínica ou confirmação laboratorial de SARS-CoV-2, aleatoriamente designados para receber dexametasona (n=2104) ou cuidados habituais (n=4321), mostrou que a utilização de dexametasona resultou numa menor mortalidade aos 28 dias em doentes que estavam sob ventilação mecânica invasiva ou suporte de oxigénio, mas não em doentes que não estavam a receber qualquer suporte respiratório.[158] Com base nos resultados deste ensaio de referência, a dexametasona é atualmente considerada o padrão de tratamento, isoladamente ou em combinação com remdesivir, com base na gravidade da doença em doentes hospitalizados que necessitam de oxigénio suplementar ou de ventilação mecânica invasiva ou não invasiva.

Interferão-P-1a (IFN- p-1a): Os interferões são citocinas essenciais para montar uma resposta imunitária a uma infeção viral, e o SARS-CoV-2 suprime a sua libertação in vitro. No entanto, a experiência anterior com IFN-0-1a na síndroma de dificuldade respiratória aguda (SDRA) não beneficiou. Os resultados de um pequeno ensaio clínico aleatório, em dupla ocultação e controlado por placebo mostraram que a utilização de IFN-0-1a inalado teve maiores probabilidades de melhoria clínica e recuperação em comparação com o placebo. Outro pequeno ensaio clínico aleatório mostrou que a resposta clínica com IFN-0-1a inalado não foi significativamente diferente do grupo de controlo. Os autores relataram que, quando usado precocemente, esse agente resultou em menor tempo de internação e diminuição da taxa de mortalidade em 28 dias. No entanto, quatro pacientes que morreram no grupo de tratamento antes de completar a terapia foram excluídos, dificultando a interpretação desses resultados.[159] Atualmente, não existem dados disponíveis sobre a eficácia do interferão 0-1a nos quatro COVs SARS-CoV-2 Alfa (B.1.1.7), Beta (B.1.351), Gama (P1) e Delta (B.1.617.2). Dada a quantidade insuficiente e reduzida de dados sobre a utilização deste agente e o potencial relativo de toxicidade, esta terapia não é recomendada para tratar a infeção por COVID-19.

Antagonistas da interleucina (IL)-1: O anakinra é um antagonista do recetor da interleucina-1 aprovado pela FDA para o tratamento da artrite reumatoide. A sua utilização não autorizada na COVID-19 grave foi avaliada num pequeno ensaio de estudo de caso-controlo com base no raciocínio de que a COVID-19 grave é impulsionada pela produção de citocinas, incluindo a interleucina (IL)-10. Este ensaio revelou que dos 52 doentes que receberam anakinra e 44 doentes que receberam

Em comparação com o tratamento padrão, a anakinra reduziu a necessidade de ventilação mecânica invasiva e a mortalidade em doentes com COVID-19 grave.[160] Não existem dados disponíveis sobre a eficácia dos antagonistas dos receptores da interleucina-1 nas três novas variantes do SARS-CoV-2 (B.1.1.7; B.1.351 e P.1). Dada a insuficiência de dados relativos a este tratamento, baseado apenas em séries de casos, este não é atualmente recomendado para tratar a infeção por COVID-19.

Anticorpos monoclonais anti-recetor de IL-6: A interleucina-6 (IL-6) é uma citocina pró-inflamatória que é considerada o principal fator do estado hiperinflamatório associado à COVID-19. O tratamento desta citocina com um inibidor do recetor da IL-6 poderia abrandar o processo de inflamação, com base em relatos de casos que mostraram resultados favoráveis em doentes com COVID-19 grave.[161,162] A FDA aprovou três tipos diferentes de inibidores do recetor da IL-6 para várias doenças reumatológicas (Tocilizumab, Sarilumab) e para uma doença rara chamada síndrome de Castleman (Siltuximab).

O tocilizumab é um anticorpo monoclonal anti-recetor alfa do recetor da interleucina-6 que tem sido indicado para várias doenças reumatológicas. Os dados relativos à utilização deste agente são mistos. Um ensaio de controlo aleatório que envolveu 438 doentes hospitalizados com pneumonia grave por COVID-19, entre os quais 294 foram aleatorizados para receber tocilizumab e 144 para placebo, mostrou que o tocilizumab não se traduziu numa melhoria significativa do estado clínico nem reduziu a mortalidade aos 28 dias em comparação com o placebo. Os resultados de outro ensaio aleatório, em dupla ocultação e controlado por placebo, envolvendo doentes com COVID-19 grave confirmada, que envolveu 243 doentes aleatorizados para receber tocilizumab ou placebo, mostraram que a utilização de tocilizumab não foi eficaz na prevenção da intubação ou da taxa de mortalidade. Os ensaios REMAP-CAP e RECOVERY (ainda não publicados), dois grandes ensaios aleatórios controlados, mostraram um benefício em termos de mortalidade em doentes que apresentavam descompensação respiratória rápida.[163]

O sarilumab e o siltuximab são antagonistas dos receptores de IL-6 que podem potencialmente ter um efeito semelhante ao do tocilizumab no estado hiperinflamatório associado à COVID-19. Atualmente, não se conhecem ensaios clínicos publicados que apoiem a utilização de siltuximab na COVID-19 grave. Por outro lado, um ensaio multinacional de fase 3, aleatorizado, duplamente cego e com controlo por placebo, com a duração de 60 dias, que avaliou a eficácia clínica, a mortalidade e a segurança do sarilumab em 431 doentes, não demonstrou qualquer melhoria significativa do estado clínico ou da taxa de mortalidade. Um outro estudo aleatório, duplamente cego e controlado por placebo sobre a eficácia clínica e a segurança do sarilumab em doentes adultos hospitalizados com COVID-19 está atualmente em curso (**NCT04315298**).

Inibidores da Janus quinase (JAK)

O baricitinib é um inibidor oral seletivo da Janus quinase (JAK) 1 e da JAK 2, atualmente indicado para doentes com artrite reumatoide (AR) moderada a severamente ativa. O baricitinib foi considerado um potencial tratamento para a COVID-19 com base no seu efeito inibidor na endocitose do SARS-CoV-2 in vitro e na via de sinalização intracelular das citocinas que causam o estado hiperinflamatório tardio que resulta em doença grave. Este duplo efeito inibitório torna-o um medicamento terapêutico promissor contra todas as fases da COVID-19. Um estudo multicêntrico, observacional e retrospetivo de 113 doentes hospitalizados com pneumonia por COVID-19 que receberam baricitinib combinado com lopinavir/ritonavir (braço do baricitinib, n=113) ou hidroxicloroquina e lopinavir/ritonavir (braço de controlo, n=78) relatou uma melhoria significativa dos sintomas clínicos e da taxa de mortalidade às 2 semanas no braço do baricitinib em comparação com o braço de controlo. Os resultados do ensaio ACTT-2, um ensaio em dupla ocultação, aleatorizado e controlado por placebo que avaliou o baricitinib mais remdesivir em doentes adultos hospitalizados com COVID-19, indicaram que a terapêutica combinada de baricitinib mais remdesivir foi superior à terapêutica com remdesivir isoladamente, não só na redução do tempo de recuperação, mas também na aceleração da melhoria clínica em doentes hospitalizados com COVID-19, particularmente os que estavam a receber suplementação de oxigénio de alto fluxo ou ventilação não invasiva. O baricitinib, em combinação com remdesivir, foi aprovado para utilização clínica em doentes hospitalizados com COVID-19 ao abrigo de uma autorização de introdução no mercado emitida pela FDA. A eficácia do baricitinib isolado ou em combinação com remdesivir não foi avaliada nas variantes do SARS-CoV-2, e existem dados limitados sobre a utilização do baricitinib com dexametasona.

O ruxolitinib é outro inibidor oral seletivo da JAK 1 e 2, indicado para doenças mieloproliferativas, policitemia vera e DECH resistente a esteróides. À semelhança do baricitinib, foi colocada a hipótese de ter um efeito inibitório na via de sinalização intracelular das citocinas, tornando-o um potencial tratamento contra a COVID-19. Os resultados de um pequeno ensaio prospetivo multicêntrico, aleatório e controlado, de fase 2, que avaliou a eficácia e a segurança do ruxolitinib, não revelaram qualquer diferença estatística em relação ao tratamento padrão. No entanto, a maioria dos doentes demonstrou uma melhoria significativa da TC torácica e uma recuperação mais rápida da linfopenia. Está em curso um grande ensaio multicêntrico aleatório, em dupla ocultação e controlado por placebo **(NCT04362137)** para avaliar a eficácia e a segurança do ruxolitinib em doentes com COVID-19 grave.

O tofacitinib é outro inibidor oral seletivo da JAK 1 e da JAK3, indicado para a AR moderada a grave, a artrite psoriática e a colite ulcerosa moderada a grave. Dado o seu efeito inibitório na cascata inflamatória, foi colocada a hipótese de que a sua utilização poderia melhorar a lesão pulmonar mediada pela inflamação viral em doentes com COVID-19 grave. Os resultados de um pequeno ensaio aleatório controlado que avaliou a eficácia envolvendo 289 doentes que foram aleatorizados para receber tofacitinib ou placebo mostraram que o tofacitinib levou a um menor risco de insuficiência respiratória ou morte (PMID:34133856).

Os inibidores da tirosina quinase de Bruton, como o **acalabrutinib, o ibrutinib e o rilzabrutinib**, são inibidores da tirosina quinase que regulam a sinalização e a ativação dos macrófagos, atualmente aprovados pela FDA para alguns tumores malignos hematológicos. Propõe-se que a ativação dos macrófagos ocorra durante a resposta imunitária hiperinflamatória observada na COVID-19 grave. Os resultados de um pequeno estudo off-label de 19 pacientes hospitalizados com COVID-19 grave que receberam acalabrutinibe destacaram o potencial benefício clínico da inibição de BTK. Estão a decorrer ensaios clínicos para validar a eficácia real destes medicamentos na doença COVID-19 grave.

Gestão da oxigenação e da ventilação na COVID-19

Oxigenoterapia convencional

Os doentes com COVID-19 com insuficiência respiratória associada devem ser monitorizados de perto com oximetria de pulso contínua. Deve ser administrada suplementação de oxigénio através de cânula nasal ou máscara Venturi para manter a saturação de oxigénio (SpO2) entre 92 e 96% (< 88-90% se DPOC). Se se verificar uma melhoria clínica e da saturação de oxigénio, o oxigénio suplementar deve ser continuado com uma reavaliação periódica. Se não se verificar uma melhoria clínica ou um agravamento dos sintomas e/ou da saturação de oxigénio, são recomendados tratamentos não invasivos, como a cânula nasal de alto fluxo (HFNC) ou a ventilação por pressão positiva não invasiva (NIPPV).

Gestão da insuficiência respiratória hipoxémica aguda na COVID-19

A insuficiência respiratória hipoxémica aguda é a complicação mais comum em doentes adultos com COVID-19, e a oxigenoterapia convencional não é útil para responder à procura de oxigénio nestes doentes. Estes doentes devem ser tratados com modalidades de suporte respiratório melhoradas, como a cânula nasal de alto fluxo (HFNC), a ventilação não invasiva com pressão positiva (NIPPV), a entubação endotraqueal e a ventilação mecânica invasiva (IMV) ou a oxigenação por membrana extracorporal (ECMO).

Cânula nasal de alto fluxo (HFNC) e ventilação por pressão positiva não invasiva (NIPPV)

A HFNC e a NIPPV são modalidades de suporte respiratório melhorado não invasivo disponíveis na gestão da insuficiência respiratória hipoxémica aguda associada à COVID-19 e são fundamentais para evitar a ventilação mecânica invasiva em doentes cuidadosamente selecionados. Um estudo de meta-análise que avaliou a eficácia da HFNC em comparação com a oxigenoterapia convencional e a NIPPV antes da ventilação mecânica indicou que a HFNC, quando utilizada antes da ventilação mecânica, pode melhorar o prognóstico dos doentes em comparação com a oxigenoterapia convencional e a NIPPV. A utilização de HFNC ou NIPPV está associada à diminuição da dispersão do ar expirado, especialmente quando utilizada com um bom ajuste da interface, criando assim um baixo risco de transmissão nosocomial da infeção. No entanto, estas modalidades de tratamento estão associadas a um maior risco de aerossolização e devem ser utilizadas em salas com pressão negativa.[164]

Ventilação não-invasiva de pressão positiva (NIPPV)

A NIPPV (pressão positiva bilevel nas vias aéreas [BiPAP]/pressão positiva contínua nas vias aéreas [CPAP]) é fundamental no tratamento da insuficiência respiratória hipoxémica aguda associada à COVID-19 e pode ajudar a evitar a ventilação mecânica invasiva em doentes cuidadosamente selecionados.

A NIPPV deve ser restringida a pacientes hospitalizados com COVID-19 que desenvolvam insuficiência respiratória devido a DPOC, edema pulmonar cardiogénico ou que tenham apneia obstrutiva do sono (AOS) subjacente em vez de SDRA.[165]

É preferível usar um capacete para minimizar o risco de aerossolização. Na NIPPV com máscaras faciais (faciais ou oronasais), recomenda-se a utilização de máscaras integradas com uma válvula expiratória equipada com um filtro antimicrobiano.

Os resultados do estudo HENIVOT, um ensaio clínico multicêntrico, aberto e randomizado italiano, relataram que não houve diferença significativa no número de dias livres de suporte respiratório com a utilização do tratamento de ventilação não invasiva com capacete em comparação com o oxigénio nasal de alto fluxo em pacientes com COVID-19 hospitalizados com hipoxemia de grau moderado a grave.

Intubação Endotraqueal e Ventilação Mecânica Invasiva Protetora do Pulmão

• A insuficiência respiratória iminente deve ser reconhecida o mais cedo possível, e um operador experiente deve realizar prontamente a intubação endotraqueal para maximizar o sucesso da primeira passagem.[166]

• Os médicos e outro pessoal de saúde devem usar EPI adequado, que inclui batas, luvas, máscaras N95 e proteção ocular, quando efectuam a entubação endotraqueal e a ventilação manual antes da entubação, quando colocam o doente em posição de pronação física ou quando prestam cuidados críticos ao doente, como a aspiração das vias aéreas superiores ou a desconexão do doente do ventilador.[166]

• A pré-oxigenação (100% O2 durante 5 minutos) deve ser efectuada via HFNC.

• A ventilação mecânica invasiva na insuficiência respiratória hipoxémica aguda associada à COVID-19 e na SDRA deve ser feita com volumes correntes (V.T.) mais baixos (4 a 8 ml/kg de peso corporal previsto, PBW) e pressões inspiratórias mais baixas, atingindo uma pressão de planalto (Pplat) < 30 cm de H2O.

• A pressão expiratória final positiva (PEEP) deve ser tão alta quanto possível para manter a pressão de condução (Pplat-PEEP) tão baixa quanto possível (< 14 cmH2O). O uso de agentes bloqueadores neuromusculares (NMBA) deve ser usado conforme necessário para facilitar a ventilação protetora do pulmão.

• Em pacientes com hipoxemia refratária (PaO2:FiO2 de <150 mm Hg), a ventilação em decúbito ventral por mais de 12 a 16 horas por dia e o uso de uma estratégia conservadora de administração de fluidos para pacientes com SDRA sem hipoperfusão tecidual são fortemente enfatizados.

• O Painel de Diretrizes de Tratamento da Covid-19 dos Institutos Nacionais de Saúde (NIH) recomenda que não se utilizem vasodilatadores pulmonares inalados, como o óxido nítrico.

• A ventilação protetora do pulmão também pode reduzir o risco de nova ou agravamento da LRA, prevenindo os efeitos hemodinâmicos induzidos pelo ventilador.

• A ECMO deve ser considerada em doentes cuidadosamente selecionados com hipoxemia refractária apesar da ventilação protetora dos pulmões e em doentes que não respondem à ventilação em posição prona.

Gestão da COVID-19 com base na gravidade da doença

Infeção assintomática ou pré-sintomática

Os indivíduos com um teste SARS-CoV-2 positivo sem quaisquer sintomas clínicos consistentes com a COVID-19 devem ser aconselhados a isolar-se e a monitorizar os sintomas clínicos.

Doença ligeira

• De acordo com as diretrizes dos NIH, os indivíduos com doença ligeira podem ser tratados em ambulatório com cuidados de apoio e isolamento.

• As avaliações laboratoriais e radiográficas não são, por norma, indicadas.

• Os doentes idosos e os doentes com doenças pré-existentes devem ser monitorizados de perto até à recuperação clínica.

• Os anticorpos neutralizantes do SARS-CoV-2, como o **REGN-COV2 (casirivimab e imdevimab)** ou **o bamlanivimab/etesevimab** ou **o sotrovimab**, podem ser considerados para doentes em ambulatório que estejam em risco de progressão da doença, com um limiar baixo para considerar a hospitalização para uma monitorização mais rigorosa.

• O Painel de Diretrizes de Tratamento da Covid-19 dos Institutos Nacionais de Saúde (NIH) recomenda contra a dexametasona na doença ligeira.

Doença moderada

• Os doentes com doença moderada de COVID-19 devem ser hospitalizados para serem monitorizados de perto.

• Os médicos e o pessoal de saúde devem usar equipamento de proteção individual (EPI) adequado enquanto interagem ou cuidam do doente.

• Todos os doentes hospitalizados devem receber cuidados de suporte com ressuscitação com fluidos isotónicos se estiverem em falta de volume, e deve ser iniciada oxigenoterapia suplementar se a SpO2 não puder ser mantida acima de 96%.[167]

• A terapêutica antibacteriana empírica só deve ser iniciada se houver suspeita de infeção bacteriana e deve ser interrompida o mais cedo possível se não for indicada.

• Os doentes com COVID-19 correm o risco de desenvolver eventos venosos e tromboembólicos e devem ser mantidos em profilaxia tromboembólica com anticoagulação adequada.

• **O remdesivir** e a **dexametasona** podem ser considerados para os doentes hospitalizados que necessitem de oxigénio suplementar.

• O painel de diretrizes de tratamento da Covid-19 do National Institutes of Health (NIH) recomenda a utilização de **remdesivir isolado** ou **dexametasona mais remdesivir** ou **dexametasona isolada** se a terapêutica combinada (remdesivir e dexametasona) não estiver disponível em doentes hospitalizados que necessitem de oxigénio suplementar mas não estejam a receber HFNC ou NIPPV ou IMV ou ECMO.

Doença grave/crítica

• Os doentes com doença grave/crítica da COVID-19 necessitam de hospitalização.

• Tendo em conta que os doentes com COVID-19 grave correm um risco acrescido de doença crítica prolongada e de morte, é necessário discutir os objectivos dos cuidados, rever as diretivas avançadas e identificar os decisores médicos substitutos.

• Todos os doentes devem ser mantidos em anticoagulação profiláctica, uma vez que a COVID-19 está associada a um estado pró-trombótico.

• Os médicos e outro pessoal de saúde devem usar EPI adequado, que inclua batas, luvas, máscaras N95 e proteção ocular, quando realizam procedimentos geradores de aerossóis em doentes com COVID-19 na UCI, tais como entubação endotraqueal, broncoscopia, traqueostomia, ventilação manual antes da entubação, pronação física do doente ou prestação de cuidados críticos ao doente, tais como nebulização, aspiração das vias respiratórias superiores, desconexão do doente do ventilador e ventilação não invasiva com pressão positiva, que podem potencialmente levar à geração de aerossóis.

• A terapia de substituição renal deve ser considerada na insuficiência renal, quando indicada.

- A HFNC ou a NIPPV podem ser consideradas em pacientes que não necessitam de intubação.
- O facto de os doentes acordados se auto-pronunciarem enquanto recebem a CNAF pode melhorar a oxigenação se a intubação endotraqueal não for indicada. No entanto, a eficácia da realização desta manobra em doentes acordados não é clara e são necessários mais dados de ensaios clínicos.
- O National Institutes of Health (NIH) Covid-19 Treatment Guidelines Panel recomenda vivamente a utilização de **dexametasona** em doentes hospitalizados que necessitem de oxigénio através de ventilação não invasiva ou invasiva.
- A terapêutica combinada com **dexametasona mais remdesivir ou baricitinib ou tocilizumab em combinação com dexametasona isolada** também é recomendada em doentes hospitalizados em HFNC ou NIPPV com evidência de progressão da doença. Se os corticosteróides não puderem ser utilizados, **o baricitinib mais remdesivir** pode ser utilizado em doentes não intubados.
- O Painel de Diretrizes de Tratamento da Covid-19 dos Institutos Nacionais de Saúde (NIH) também recomenda **o tocilizumab** (como dose única intravenosa) em doentes recentemente hospitalizados que apresentem descompensação respiratória rápida devido à COVID-19.
- A insuficiência respiratória iminente deve ser reconhecida o mais cedo possível, e a intubação endotraqueal com VMI deve ser iniciada conforme descrito anteriormente.
- Os vasopressores devem ser iniciados para manter a pressão arterial média (PAM) entre 60 mmHg e 65 mmHg. A norepinefrina é o vasopressor inicial preferido.
- A terapia antibacteriana empírica deve ser considerada se houver preocupação com uma infeção bacteriana secundária. A utilização de antibióticos deve ser reavaliada diariamente para desescalonamento, e a duração do tratamento requer uma avaliação da sua adequação com base no diagnóstico.
- A gestão dos doentes com COVID-19 com SDRA deve ser semelhante à gestão clássica da SDRA por outras causas, incluindo o posicionamento em decúbito ventral, de acordo com as diretrizes da Campanha de Sobrevivência à Sépsis para a gestão da COVID-19.
- A ECMO deve ser considerada em doentes com insuficiência respiratória refractária, tal como descrito anteriormente.

Prevenção da COVID-19

Para além da importância de impor medidas de saúde pública e de controlo da infeção para prevenir ou diminuir a transmissão do SARS-CoV-2, o passo mais crucial para conter esta pandemia global é a vacinação para prevenir a infeção pelo SARS-CoV-2 nas comunidades de todo o mundo. Os esforços extraordinários dos investigadores clínicos de todo o mundo durante esta pandemia resultaram no desenvolvimento de novas vacinas contra o SARS-CoV-2 a uma velocidade sem precedentes para conter esta doença viral que devastou comunidades em todo o mundo. A vacinação ativa o sistema imunitário, levando à produção de anticorpos neutralizantes contra o SARS-CoV-2. De acordo com o Painel de Controlo do Coronavírus (COVID-19) da OMS, mais de 2,4 mil milhões de doses de vacinas foram administradas até 22 de junho de 2021, com aproximadamente 22% da população mundial a receber pelo menos uma dose da vacina.

Vacina BNT162b2: Os resultados de um ensaio de eficácia principal multinacional em curso, controlado por placebo, cego para o observador, relataram que os indivíduos com 16 anos de idade ou mais que receberam o regime de duas doses da vacina experimental BNT162b2 (baseada em mRNA, BioNTech/Pfizer), quando administrados com 21 dias de intervalo, conferiram 95% de proteção contra a COVID-19 com um perfil de segurança semelhante a outras vacinas virais. Com base nos resultados deste ensaio de eficácia da vacina, a FDA emitiu uma autorização em 11 de dezembro de 2020, concedendo o uso da vacina BNT162b2 para prevenir a COVID-19.

vacina mRNA-1273: Os resultados de outro ensaio multicêntrico, de Fase 3, aleatório, cego para o observador e controlado por placebo demonstraram que os indivíduos que foram aleatorizados para receber duas doses da vacina mRNA-1273 (baseada em mRNA, Moderna) administradas com 28 dias de intervalo mostraram 94,1% de eficácia na prevenção da doença COVID-19 e não foram observadas preocupações de segurança para além das reações locais e sistémicas transitórias. Com base nos resultados deste ensaio de eficácia da vacina, a FDA emitiu uma autorização em 18 de dezembro de 2020, concedendo o uso da vacina mRNA-1273 para prevenir a COVID-19.

Vacina Ad26.COV2.S: Uma terceira vacina, a vacina Ad26.COV2.S, para a prevenção da COVID-19, recebeu autorização da FDA em 27 de fevereiro de 2021, com base nos resultados de um ensaio internacional multicêntrico, aleatório, controlado por placebo, de fase 3, que mostrou que uma dose única da vacina Ad26.COV2.S conferiu 73,1% de eficácia na prevenção da COVID-19 em participantes adultos que foram aleatorizados para receber a vacina.[168]

Vacina ChAdOx1 nCoV-19: A análise intercalar de um ensaio de controlo aleatório multicêntrico em curso demonstrou um perfil de segurança aceitável e uma eficácia clínica de 70,4% contra a COVID-19 sintomática após duas doses e 64% de proteção contra a COVID-19 após pelo menos uma dose padrão.[169] A vacina ChAdOx1 nCoV-19 foi aprovada ou recebeu autorização de utilização de emergência para prevenir a COVID-19 em muitos países em todo o mundo, mas ainda não recebeu uma autorização de utilização de emergência ou aprovação da FDA para utilização nos EUA.

Vacina NVX-CoV2373: Os resultados preliminares de um ensaio de fase 2, aleatorizado, cego ao observador e controlado por placebo, realizado na África do Sul, que avaliou a eficácia e a segurança da vacina NVX-CoV2373 (Novavax), uma vacina recombinante de nanopartículas geneticamente modificadas contra o SARS-CoV-2, indicaram que a vacina NVX-CoV2373 foi eficaz na prevenção da

COVID-19. Este ensaio foi realizado quando o país estava a sofrer uma segunda vaga de infeção devido à variante Beta(B.1.351), o que implica uma eficácia contra este vírus. Uma dose única de NVX-CoV2373, que é uma vacina de nanopartículas de proteína de pico recombinante com adjuvante, demonstrou 92,6% (95% CI, 83,6 a 96,7) de eficácia da vacina contra qualquer variante de preocupação com base nos resultados de um ensaio aleatório controlado por placebo e cego por observador nos Estados Unidos e no México, envolvendo mais de 29.000 participantes.[171] Para além das vacinas acima mencionadas, sete outras vacinas, incluindo vacinas à base de proteínas e vacinas inativadas, foram desenvolvidas indigenamente na Índia (**Covaxin**), na Rússia (**Sputnik V**) e na China (**CoronaVac**) e foram aprovadas ou receberam autorização de utilização de emergência para prevenir a COVID-19 em muitos países em todo o mundo. No início de 2021, uma nova síndrome clínica caracterizada por trombose em locais atípicos (trombose do seio venoso cerebral/trombose venosa esplâncnica) combinada com trombocitopenia foi observada em vários pacientes dias após a vacinação com a vacina ChAdOx1 nCoV-19 e a vacina Ad26.COV2. S. Esta nova síndrome clínica demonstrou semelhanças impressionantes com a trombocitopenia induzida por heparina (HIT); no entanto, na ausência de exposição prévia à heparina, foi denominada trombocitopenia trombótica imune induzida por vacina (VITT). Por outro lado, o tratamento da VITT é semelhante ao da HIT. Uma terceira dose (dose de reforço) foi incluída no calendário de vacinação de várias nações, com estudos que demonstram alguma diminuição da imunidade após 2 doses e uma terceira dose que oferece níveis de proteção mais elevados. Um ensaio controlado aleatório de fase 2 do Reino Unido, que comparou várias combinações de regimes de reforço, concluiu que a mistura de tipos de vacinas aumentou as respostas de anticorpos e de neutralização para as sete vacinas estudadas, que incluíam a maioria das principais vacinas disponíveis no mercado.

Tabela.16 Medicamento com a sua dosagem e duração do tratamento[19]

Droga	Dosagem	Modo de administração	Duração do tratamento
IFN-a	5 milhões de U ou dose equivalente de cada vez, 2 vezes/dia	Inalação de vapor	Não mais de 10 dias
Lopinavir/ritonavir	200 mg/50 mg/cápsula, 2 cápsulas de cada vez, 2 vezes/dia	Oral	Não mais de 10 dias
Ribavirina	500 mg de cada vez, 2 a 3 vezes/dia em combinação com IFN-a ou lopinavir/ritonavir	Infusão intravenosa	Não mais de 10 dias
Fosfato de cloroquina	500 mg (300 mg para a cloroquina) de cada vez, 2 vezes/dia	Oral	Não mais de 10 dias
Arbidol	200 mg de cada vez, 3	Oral	Não mais de 10 dias

| | | | vezes/dia |

Tabela.17 Medicamentos não autorizados contra a doença SARS-CoV-2 e COVID-19[172]

Droga	Classe	Objetivo	Dosagem
Mesilato de Camostat	Inibidor da serina protease	TMPRSS2	200 mg três vezes por dia, durante 2 semanas, por via oral
Mesilato de nafamostato	Inibidor da serina protease	TMPRSS2	240 mg por dia, durante 5 dias, por via oral
Fosfato de cloroquina	Medicamento antimalárico	ACE2	250 mg por dia até à convalescença clínica, por via oral
Hidroxicloroquina	Medicamento antimalárico	Endossoma, elevação do pH	Dose de carga de 400 mg duas vezes por dia no dia 1, 200 mg duas vezes por dia durante 4 dias, ou 600 mg durante 6 dias, ou 400 mg durante 5 dias, por via oral
Remdesivir	Medicamento antiviral	RdRp	200 mg em dose de ataque no dia 1, 100 mg durante 9-13 dias, por via oral ou intravenosa
Lopinavir/ritonavir	Medicamento antiviral	Proteases virais	400 mg de lopinavir e 100 mg de ritonavir duas vezes por dia, durante 14 dias, por via oral
Umifenovir	Medicamento antiviral	Fusão de membranas, endocitose mediada por clatrina	400 mg três vezes por dia, durante 9 dias, por via oral
Favipiravir	Medicamento antiviral	RdRp	Dose de carga de 6000 mg no dia 1, 2, 400 mg nos dias 2-10, por via oral

Tabela.18 Terapêuticas farmacológicas consideradas para o tratamento da COVID-19.[173]

	Mecanismo de ação	Efeitos adversos	Recomendações actuais
Antivirais Remdesivir	Análogo de nucleótido que é incorporado na cadeia de ARN viral e resulta na terminação prematura da cadeia	-Distúrbios gastrointestinais - Elevação das transaminases - Reacções no local da infusão	Considerar para doentes com doença grave e insuficiência respiratória
Favipiravir	Análogo nucleósido que inibe a RNA polimerase viral	-Transaminases anormais - Sintomas psiquiátricos - Desconforto	Não recomendado neste momento

		gastrointestinal - Ácido úrico sérico elevado	
Ribavirina	Análogo da guanosina que interfere com a replicação viral	-Anemia hemolítica	Não recomendado neste momento
Lopinavir/ritonavir	Inibidores da protease que impedem a produção de péptidos virais activos	- Perturbações gastrointestinais - Prolongamento do QT - Interações medicamentosas (ritonavir)	Não recomendado neste momento
Antimaláricos Cloroquina	Aumenta o pH endossómico e inibe as etapas dependentes do pH no processo de replicação viral	- Desequilíbrio eletrolítico - Disritmias fatais (Torsades de Pointes)	Pode ser utilizado como alternativa quando a hidroxicloroquina não está disponível.
Hidroxicloroquina	Aumenta o pH endossómico e inibe as etapas dependentes do pH no processo de replicação viral	Desequilíbrio eletrolítico - Disritmias fatais (Torsades de Pointes)	Tratamento combinado com azitromicina recomendado para doentes com doença moderada a grave
CorticosteróidesCorti costeróides Corticosteróides	Liga-se a receptores citoplasmáticos para alterar a transcrição do ARNm e reduzir a produção de mediadores inflamatórios	- Necrose avascular - Psicose - Hiperglicemia - Adrenal supressão	Indicado apenas para doentes com choque sético refratário ou SDRA grave. Não recomendado para uso rotineiro
Produtos biológicos	Monoclonal	- Anormal	Pode ser considerado
Tocilizumab Sarilumab	anticorpo contra o recetor da IL-6	transaminases - Perfuração gastrointestinal - Neutropenia - Reacções de infusão	em doentes com evidência de SRC e agravamento da função respiratória
Plasma de convalescença	Imunização passiva utilizando plasma de doentes recuperados	Reacções de hipersensibilidade - Doença do soro	As recomendações são controversas . Pode ser considerado em doentes com agravamento condições clínicas refractárias a outros tratamentos
AINEs Ibuprofeno	Bloqueiam a COX 1 e	-	Noevidenceto

	2, inibindo a produção de prostaglandinas	Úlceras/sangramento gastrointestinal - Pode regular positivamente a ACE2	O facto de a sua utilização ser contra-indicada. Pode ser utilizado pelos seus efeitos anti-inflamatórios e efeitos antipiréticos
Indometacina	Bloqueiam a COX 1 e 2, inibindo a produção de prostaglandinas	- Úlceras/sangramento gastrointestinal - Pode regular positivamente a ACE2	Não há provas dos seus efeitos antivirais contra o SARS-CoV-2 em humanos. Pode ser utilizado pelo seu efeito anti-inflamatório e antipirético efeitos.
Antagonistas do SRAA Inibidores da ECA	Inibe a conversão da angiotensina I em angiotensina II	- Tosse - Regulação positiva da ACE2 (pode aumentar o risco de COVID-19 grave)	Estes medicamentos não devem ser descontinuados por rotina. Considerar o estado clínico de cada doente antes de alterar os regimes de tratamento anti-hipertensivo
BRA	Impede a angiotensina II de se ligar à sua recetor	-Tosse - Regulação positiva da ACE2 (pode aumentar o risco de COVID-19 grave)	

CAPÍTULO 10

VIAS DE TRANSMISSÃO DO 2019-NCOV EM CLÍNICAS DENTÁRIAS

Uma vez que o 2019-nCoV pode ser transmitido diretamente de pessoa para pessoa através de gotículas respiratórias, as provas emergentes sugerem que também pode ser transmitido por contacto e fómites. Além disso, o período de incubação assintomático para os indivíduos infectados com o 2019-nCoV foi relatado como sendo de ~1-14 dias, e após 24 dias foram relatados indivíduos, tendo sido confirmado que aqueles sem sintomas podem propagar o vírus. To et al. referiram a presença de vírus vivos na saliva de indivíduos infectados através do método de cultura viral.

Além disso, foi confirmado que o 2019-nCoV entra na célula pelo mesmo caminho que o coronavírus SARS, ou seja, através do recetor celular ACE2. O 2019-nCoV pode efetivamente utilizar o ACE2 como recetor para invadir as células, o que pode promover a transmissão entre humanos. Verificou-se que as células ACE2+ estavam abundantemente presentes em todo o trato respiratório, bem como as células morfologicamente compatíveis com o epitélio do ducto da glândula salivar na boca humana. Demonstrou-se que as células epiteliais ACE2+ dos ductos das glândulas salivares são uma classe de alvos precoces da infeção pelo SARS-CoV, e é provável que o 2019-nCoV se encontre na mesma situação, embora não tenha sido comunicada qualquer investigação até à data.[144]

Os doentes e os profissionais de medicina dentária podem ser expostos a microrganismos patogénicos, incluindo vírus e bactérias que infectam a cavidade oral e o trato respiratório. Os cuidados dentários implicam invariavelmente o risco de infeção por 2019-nCoV devido à especificidade dos seus procedimentos, que envolvem a comunicação cara a cara com os doentes e a exposição frequente a saliva, sangue e outros fluidos corporais, bem como o manuseamento de instrumentos cortantes.

Os microrganismos patogénicos podem ser transmitidos em ambientes dentários através da inalação de microrganismos transportados pelo ar, que podem permanecer suspensos no ar durante longos períodos, do contacto direto com sangue, fluidos orais ou outros materiais do doente, do contacto da mucosa conjuntival, nasal ou oral com gotículas e aerossóis contendo microrganismos gerados por um indivíduo infetado e impulsionados a uma curta distância pela tosse e pela fala sem máscara, e do contacto indireto com instrumentos e/ou superfícies ambientais contaminados. As infecções poderiam estar presentes através de qualquer uma destas condições envolvidas num indivíduo infetado em clínicas dentárias e hospitais, especialmente durante o surto de 2019-nCoV.

O SARS-CoV-2 pode ser transmitido de pessoa para pessoa **principalmente** por gotículas ou saliva. De facto, todos os procedimentos que possam transmitir a COVID-19 através de aerossóis devem ser indicados como potenciais vias de transmissão. A principal fonte **de** transmissão é certamente a **COVID-19** sintomática, mas os doentes assintomáticos **e** os doentes no seu período de incubação também são portadores. O período de incubação da **COVID-19** foi registado como sendo de 1 a 14 dias (5 a 6 dias em média). Este lapso de tempo **tem** sido utilizado como período de quarentena de pessoas potencialmente expostas. No entanto, até à data, é prudente considerar a possibilidade de um período de incubação até 14 dias. É óbvio que os procedimentos dentários têm uma conjuntura de situações desfavoráveis: os tratamentos dentários envolvem uma comunicação próxima com os pacientes, exposição a fluidos corporais, utilização de instrumentos que geram aerossóis e disseminação da saliva pelo ar.[144]

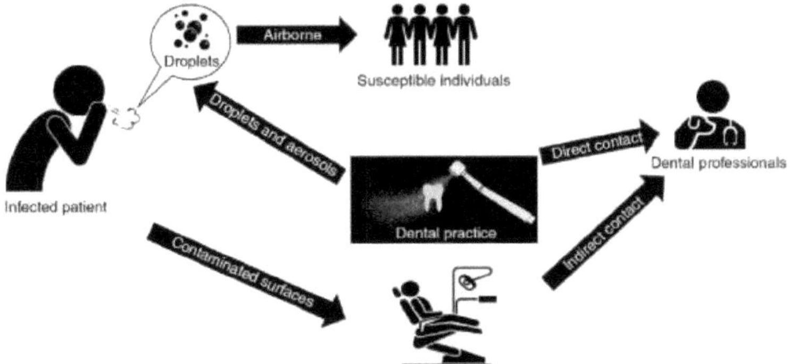

Fig.14 Ilustração das vias de transmissão do 2019-nCoV em clínicas dentárias e hospitais[141

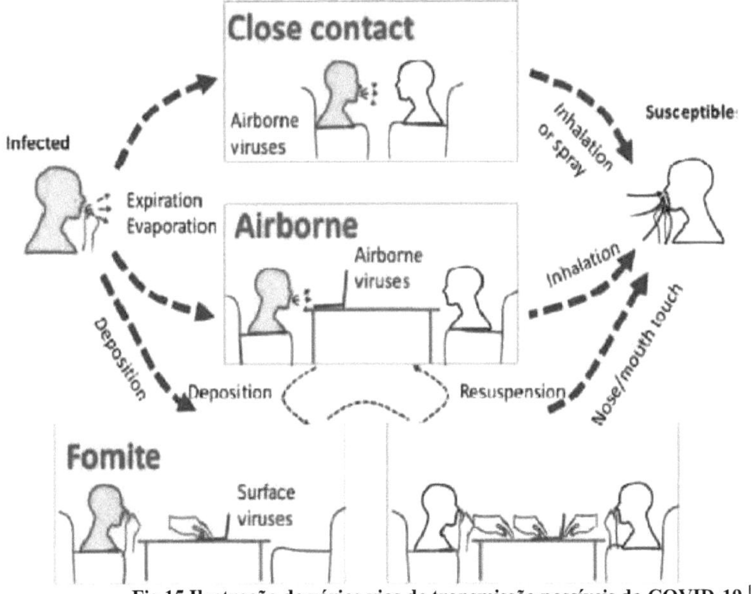

Fig.15 Ilustração de várias vias de transmissão possíveis da COVID-19.[140]

Tabela.19 Instrumentos dentários que produzem aerossóis e risco associado à contaminação.

DISPOSITIVOS DENTÁRIOS QUE PRODUZEM CONTAMINAÇÃO ATMOSFÉRICA	
Balanças ultra-sónicas e sónicas	Maior fonte de contaminação por aerossóis Elevado risco de disseminação
Polimento a ar	Moderada a elevada fonte de aerossol contaminação
Peça de mão de turbina	Contaminação moderada a elevada do ar
Peça de mão de baixa velocidade	Contaminação atmosférica mínima a moderada
Dispositivos de cirurgia ultra-sónica e sónica	Contaminação moderada a elevada do ar
Laser (CO2; díodo; Er:YAG; Nd:YAG)	Contaminação mínima do ar (pluma do tecido infetado)

CAPÍTULO 11

CONTROLO DA INFECÇÃO EM MEDICINA DENTÁRIA
DURANTE A COVID - 19
PANDEMIA: O QUE MUDOU?

Seguir os princípios e medidas de controlo de infecções é uma obrigação moral de todos os profissionais de saúde. A medicina dentária não é exceção. O controlo da infeção é importante na medicina dentária porque a saliva do doente pode estar contaminada com agentes comensais orais e agentes patogénicos oportunistas. Além disso, pode albergar agentes patogénicos específicos durante a infeção, bem como durante o estado de portador, incluindo o SARS-CoV-2. Devido à natureza dos procedimentos dentários, a exposição ao sangue e aos aerossóis de saliva é inevitável. O contacto direto com superfícies ambientais, instrumentos e equipamento contaminados com fluidos é também uma fonte potencial de transmissão de agentes patogénicos. Num consultório dentário, o dentista, o assistente dentário, o pessoal de processamento e administração de instrumentos, bem como os pacientes, correm o risco de transmitir infecções. O pessoal do laboratório dentário também está em risco devido à contaminação cruzada entre a clínica e o laboratório. Além disso, pode estender-se às suas famílias se as medidas de controlo das infecções não forem tomadas corretamente. Por conseguinte, historicamente, as medidas de controlo de infecções passo a passo foram recomendadas pelo CDC e os países de todo o mundo elaboraram orientações específicas para cada país. Estas medidas de controlo da infeção foram elaboradas tendo em conta a cadeia de infeção e a contaminação cruzada.[113]

Recomendações para a prestação de cuidados dentários durante a pandemia de COVID-19 1. Modificação da clínica dentária

A. Área de receção/espera

a. Exibir alertas visuais à entrada da clínica e na área de receção sobre higiene respiratória, etiqueta da tosse, distanciamento social e eliminação de artigos contaminados em caixotes do lixo.

b. Assim que o doente entrar na área da receção, peça-lhe que lave as mãos com um gel para as mãos ou com um gel à base de álcool. Utilizar papel absorvente ou um secador de mãos para secar as mãos em vez de toalhas. O dispensador de papel higiénico e o caixote do lixo acionado por pedal são obrigatórios.

c. Incluir os registos de temperatura como parte da avaliação de rotina do doente antes de efetuar qualquer procedimento dentário. Pode ser utilizado um termómetro de testa sem contacto para medir a temperatura corporal do doente.

Nota: Os doentes que apresentem febre ou doenças/sintomas respiratórios devem ser registados e encaminhados para os hospitais designados.

d. Incluir o questionário de rastreio: 1) Qualquer historial de febre/doença respiratória, incluindo tosse ou dificuldade em respirar, nos últimos 14 dias? 2) Qualquer historial de contacto seu ou de qualquer membro do agregado familiar com um doente com COVID-19 conhecido nos últimos 14 dias? 3) Qualquer historial de viagens internacionais, suas ou de qualquer membro do agregado familiar, ou para áreas de suspeita de propagação comunitária nos últimos 14 dias.

e. Manter o distanciamento social na área de receção, colocando as cadeiras, de preferência, a 1 m de distância. Instruir o doente a usar uma máscara enquanto espera na área de receção e a manter a higiene respiratória, cobrindo a boca e o nariz durante a tosse e os espirros.

f. Retire da área de receção revistas, artigos, brinquedos e outros objectos que possam ser tocados por outras pessoas e que sejam difíceis de desinfetar.

g. Instalar uma barreira de vidro/plástico no balcão da receção. Devem ser incentivados os métodos de pagamento sem dinheiro ou sem contacto.

h. Evitar a utilização de aparelhos de ar condicionado comerciais split/centralizados/janela, exceto se estiverem equipados com filtros de partículas de ar de alta eficiência (HEPA). Recomenda-se a utilização de ventilação natural e mecânica com recurso a ventoinhas e exaustores.

B. Área Operatória

Recomenda-se a instalação de dispositivos de sucção extra-oral de alto vácuo. Manter a circulação de ar natural dentro do bloco operatório, através da abertura frequente de janelas e da utilização de um ventilador de exaustão para extrair o ar da sala para a atmosfera. Colocar uma ventoinha de mesa atrás do operador e deixar o ar fluir na direção do doente. Recomenda-se a utilização de uma ventoinha de exaustão forte para criar um fluxo de ar unidirecional para longe do doente. Evitar a utilização de uma ventoinha de teto durante a realização do procedimento. O sistema de ar condicionado de janela/split AC deve ser sujeito a manutenção frequente e os filtros devem ser limpos. Podem ser utilizados filtros electrostáticos de ar condicionado disponíveis no mercado. Pode ser utilizado um sistema de limpeza do ar portátil de interior equipado com um filtro HEPA e luz UV.

C. Vestiário

Vestiários disponíveis para o pessoal e todos os trabalhadores. Área dedicada para vestir e despir o equipamento de proteção individual (EPI).

2. Protocolos para a gestão de pacientes dentários:

A. Tele-rastreio e triagem

O objetivo da triagem é facilitar o agendamento dos doentes com base no nível de necessidade. A triagem ajuda a limitar a entrada de doentes, dando prioridade aos cuidados de emergência. Assim, existem três categorias de doentes que requerem 1) emergência, 2) urgência e 3) cuidados programados/electivos.

B. Orientações para os profissionais de saúde dentária

a. Deve seguir-se uma adesão rigorosa aos protocolos de higiene das mãos.

b. Durante os cuidados dentários de emergência, deve ser utilizado o nível mais elevado de EPI, ou seja, luvas, bata, óculos de proteção, protecções faciais e uma máscara respiratória N95 ou de nível superior. Recomenda-se a utilização de máscaras N-95 do Instituto Nacional de Segurança e Saúde no Trabalho e de máscaras FFP2 (peça facial com filtro) da União Europeia. Se disponível, deve ser utilizada a máscara padrão FFP3 (N-99) e, em doentes com COVID-19 positivo, esta deve ser considerada essencial.

C. Modificações pré-procedimento

a. Cobrir o doente de preferência com um avental de plástico descartável de utilização única.

b. Pedir ao doente para retirar a máscara.

c. Enxaguamento bucal antes do procedimento: Pode conseguir-se uma redução efectiva da carga microbiana salivar enxaguando com iodopovidona a 0,2% ou peróxido de hidrogénio a 1% antes do procedimento. Os estudos concluem que a clorexidina é ineficaz contra a COVID-19.

D. Alterações processuais

De acordo com as diretrizes do Ministério da Saúde e do Bem-Estar Familiar, de 19 de maio de 2020, só devem ser realizados procedimentos de emergência e urgentes e todos os procedimentos dentários de rotina e electivos devem ser adiados para uma revisão posterior até serem emitidas novas políticas/orientações. As modificações práticas para os cuidados de emergência, urgentes e de especialidade devem ser adoptadas à medida que os serviços regulares forem retomados.

3. Desinfeção dos ambientes clínicos[122,123]

O vírus da COVID-19 pode sobreviver no ambiente durante várias horas/dias.

A. Piso

1. Esfregar o chão com uma solução de hipoclorito de sódio a 1% com um tempo de contacto de 10 minutos.

2. Utilizar esfregonas separadas para a área clínica. A técnica de esfregona unidirecional deve ser seguida, esfregando da área interior para a área exterior.

3. Idealmente, o pavimento deve ser limpo depois de cada doente ou depois de um grande salpico ou de um período de duas horas.

4. Lave e desinfecte a esfregona com água limpa e hipoclorito de sódio a 1% e deixe-a secar ao sol.

B. Resto das superfícies

É utilizado hipoclorito de sódio a 1% recentemente preparado (tempo de contacto: 10 min). A desinfeção deve ser feita diariamente antes do início do trabalho, após cada procedimento e no final do dia.

C. Equipamento eletrónico delicado

Deve ser limpo com uma compressa à base de álcool (60%-90% de álcool) antes de cada contacto com o doente.

D. Embaçamento

Este método é designado por "desinfeção de superfícies sem contacto". É preparada uma solução de trabalho de peróxido de hidrogénio a 20% (p/v) (estabilizada com 0,01% de nitrato de prata). A quantidade de solução necessária é de aproximadamente 1000 ml por 1000 pés cúbicos.

1. Imediatamente após o procedimento, sair da sala e fechar o bloco operatório durante meia hora. Isto permite que os aerossóis/gotas assentem.

2. É efectuada uma limpeza da superfície em duas fases.

3. A nebulização é efectuada durante 45 minutos, seguida de um tempo de permanência de 1 hora.

4. A sala pode então ser aberta e as ventoinhas ligadas para arejamento.

5. As superfícies húmidas podem ser secas/limpas com um pano esterilizado ou um pano limpo

4. Gestão de resíduos

Os resíduos hospitalares e domésticos infecciosos de doentes suspeitos ou confirmados de COVID-19 devem ser eliminados em sacos amarelos de dupla camada com fecho de pescoço de ganso. Os sacos devem ser marcados e eliminados de acordo com as regras de gestão e manuseamento de resíduos biomédicos de 2018.[124]

Controlo da infeção no consultório dentário

Geralmente, o consultório dentário adopta uma série de medidas de proteção no trabalho diário devido ao hábito dos profissionais de medicina dentária estarem expostos a muitos microrganismos patogénicos (ou seja, VIH, VHC, etc.). Algumas destas medidas não são eficazes na prevenção da propagação da COVID-19, especialmente para os pacientes que se encontram no período de incubação ou que não sabem que estão infectados. Neste cenário e sem as devidas protecções, este micro-organismo patogénico pode ser facilmente transmitido através da inalação ou do contacto da mucosa conjuntival, nasal ou oral com gotículas e aerossóis. A outra particularidade da prática dentária é a curta distância entre o doente infetado e o profissional. Os doentes de medicina dentária que tossem, espirram ou simplesmente respiram podem facilmente propelir os agentes patogénicos para a área circundante. Além disso, muitos aparelhos dentários utilizam gás de alta velocidade para fazer rodar a turbina a alta velocidade e funcionam com água corrente. Esta condição gera normalmente uma grande quantidade de aerossóis e gotículas contendo saliva ou sangue. Muitos instrumentos, através da ação do instrumento rotativo, das vibrações ultra-sónicas ou da ação combinada de jactos de água e ar comprimido, produzem os aerossóis mais visíveis. Por último, após um procedimento dentário, o operador retira normalmente uma barreira protetora, como uma máscara facial, para falar com o doente. Como o aerossol pode permanecer no ar até 30 minutos, o potencial contacto com material contaminado mantém-se e pode ocorrer. Os coronavírus humanos podem persistir em superfícies como o metal, o vidro ou o plástico e permanecer infecciosos entre 2 horas e 9 dias. Uma temperatura mais elevada, como 30°C ou 40°C, e etanol em concentrações entre 62% e 71% parecem reduzir a infecciosidade do coronavírus. O peróxido de hidrogénio é eficaz com uma concentração de 0,5% e um tempo de incubação de 1 minuto, enquanto o digluconato de clorexidina a 0,02% é ineficaz.[125]

GESTÃO DOS DOENTES

O objetivo é identificar o doente potencialmente infetado antes de sair de casa ou antes de entrar nas áreas de funcionamento do consultório dentário. Em geral, um paciente potencialmente infetado não é aceite no consultório dentário e deve ser colocado em quarentena após notificação ao departamento de controlo de infecções. É fundamental contactar o paciente por telefone e fazer algumas perguntas sobre o seu estado de saúde, especialmente se tiver febre (>37,5°C), constipação, tosse, dificuldades respiratórias, dores musculares, dores de cabeça, que tenham surgido nos últimos 14 dias. Além disso, é necessário perguntar ao doente se visitou zonas de risco ou se esteve em contacto com pessoas infectadas ou provenientes de um surto infecioso, ou com pessoas que apresentavam sintomas, nos últimos 14 dias. Se o doente apresentar um dos sintomas acima referidos, é aconselhável sugerir-lhe uma terapêutica medicamentosa por telefone, tendo em conta a sua história clínica. Se o estado do paciente exigir uma intervenção no consultório dentário, a temperatura corporal deve ser medida à chegada, de preferência com um termómetro sem contacto direto. Deve ser apresentado um questionário, com as mesmas perguntas feitas por telefone, para identificar eventuais riscos. Se o paciente responder "não" a todas as perguntas e não tiver febre e/ou sintomas respiratórios, pode ser tratado respeitando as precauções específicas. Os doentes que **preencham** apenas um dos critérios de suspeita de infeção por COVID-19 devem ser considerados como potencialmente infectados.[125]

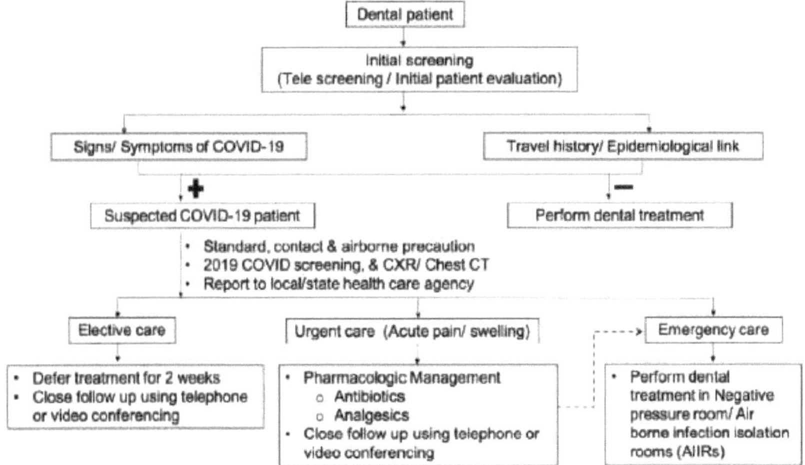

Fig.16. Uma visão geral da triagem de pacientes para a COVID-19 e gestão dentária[114]

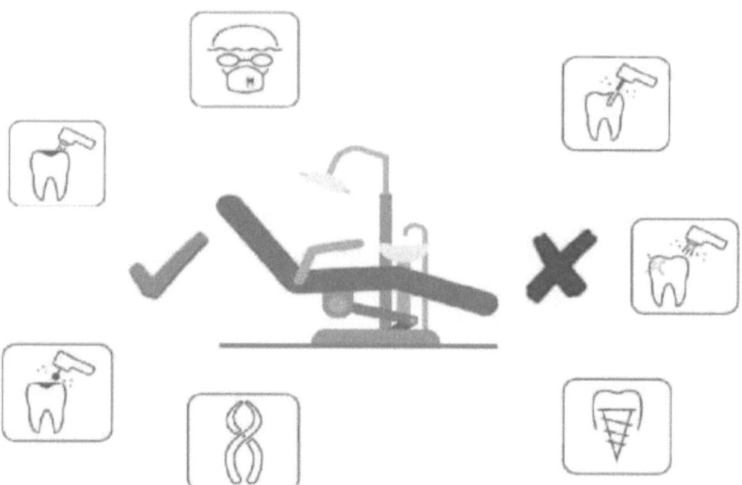

Fig.17 No lado esquerdo, alguns procedimentos dentários sugeridos e com baixo risco de infeção (utilização de contra-ângulo com perfuração a baixa velocidade e irrigação mínima com água, utilização de laser, pequena cirurgia dentária). No lado direito, alguns procedimentos dentários com risco de infeção moderado - elevado (peça de mão com turbina, scalers ultra-sónicos/polimento a ar, implantologia ou cirurgia dentária de grande porte).[125]

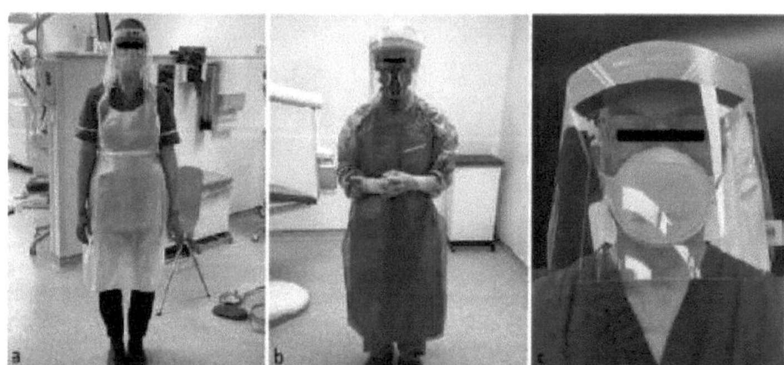

Fig.18 Equipamento de proteção individual (EPI). A)EPI para procedimentos não geradores de aerossóis (não AGP), incluindo viseira, máscara cirúrgica resistente a fluidos, avental e luvas. b) EPI para AGP, incluindo chapéu, viseira, máscara respiratória testada, bata de mangas compridas, avental (opcional) e luvas. c) Viseira e peça facial filtrada testada (FFP3)

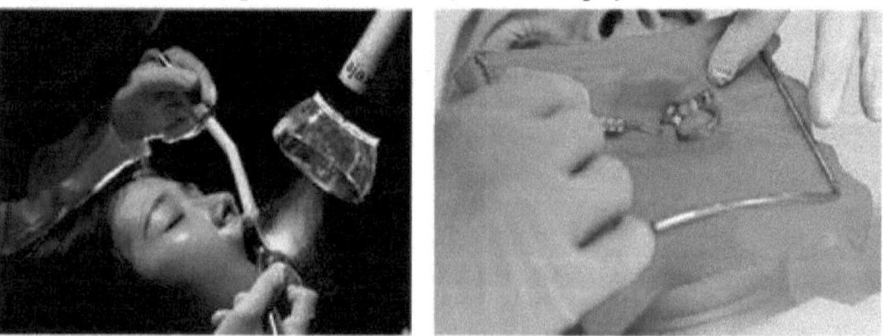

Fig.19 Máquina de sucção extra-oral[115] Fig.20 Isolamento do dique de borracha[119]

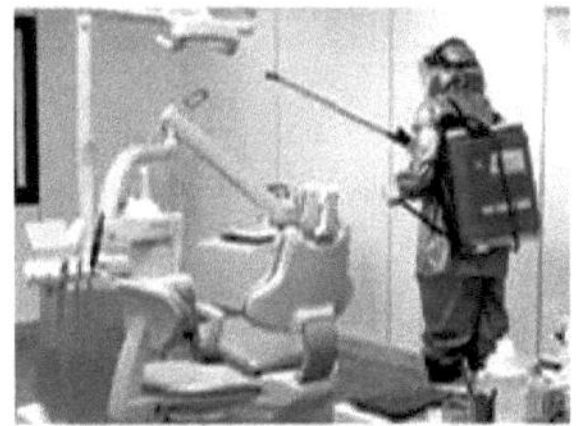 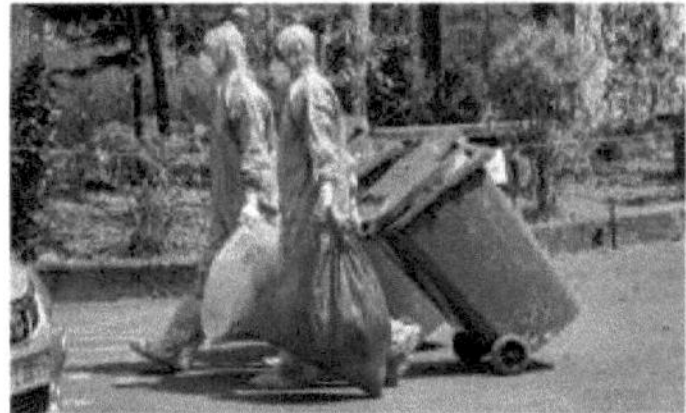

Fig.21 Uma ilustração de um consultório dentário[117] Fig.22 Gestão de resíduos clínicos[116]

Tabela.20 Questionário de rastreio do doente COVID-19[125]

QUESTIONÁRIO DE RASTREIO DO DOENTE COVID-19	
Sexo	(Masculino / Feminino)
Idade	(Anos)
Endereço residencial	(Cidade - País)
Viagens nos últimos 6 meses	(Sim / Não - Onde)
Estado de saúde auto-percebido	(Muito bom / Razoável / Muito mau, mau)
Consulta médica nos últimos 14 dias?	(Sim / Não)
Presença de febre (>37,5°), constipação, tosse, sintomas respiratórios, dores musculares, dores de cabeça nos últimos 14 dias	(Sim/Não)
Esteve em contacto com pessoas com estes sintomas nos últimos 14 dias?	(Sim/Não)
Esteve em contacto com pessoas infectadas nos últimos 14 dias?	(Sim / Não)

Tabela.21 Classificação por zonas do tratamento dentário[131]

Zonas	Protocolos de tratamento
Zona de contenção	As clínicas dentárias continuarão fechadas. Teletriagem e encaminhamento para o hospital designado para tratamento dentário de urgência através de ambulância.
Zona vermelha	Apenas procedimentos dentários de emergência.
Zona laranja e verde	Podem ser efectuados procedimentos de emergência e urgentes. Todos os procedimentos dentários de rotina e electivos devem ser adiados até que os serviços sejam retomados. Adiar o rastreio do cancro oral até serem publicadas novas políticas/diretrizes.

PREVENÇÃO DE INFECÇÕES CRUZADAS NA ÁREA CLÍNICA

É fundamental proteger a cadeira dentária e todos os instrumentos com películas descartáveis. O dentista e o assistente devem higienizar as mãos antes e depois da utilização dos EPI. Os operadores devem proteger-se com uma máscara filtrada (máscaras N-95, National Institute for Occupational Safety and Health, ou máscaras FFP2/FFP3- standard, União Europeia) associada a uma proteção ocular e capilar, protecções faciais, bata branca hidrófuga descartável. Se possível, pode ser útil deixar as janelas abertas (pelo menos parcialmente) durante a sessão de trabalho. No final da sessão de tratamento (que deve ser tão curta quanto possível), as películas descartáveis devem ser removidas com luvas limpas, desinfectando todos os instrumentos e superfícies com desinfectantes adequados (álcool isopropílico, peróxido de hidrogénio, por exemplo) e eliminando adequadamente o material descartável. A sala deve ser ventilada tanto quanto possível.[125]

EXAME E TRATAMENTO DOS DOENTES

Recomenda-se a utilização de elixires bucais que contenham agentes oxidantes, tais como peróxido de hidrogénio a 1% ou povidona a 0,2%, tendo em conta a suscetibilidade dos coronavírus. Recomenda-se vivamente a utilização de instrumentos descartáveis. Os procedimentos que geram aerossóis devem ser minimizados e os procedimentos que induzem tosse, como a radiografia intra-oral e a aspiração do palato mole, devem ser evitados. O uso do dique de borracha é obrigatório para reduzir a contaminação em todos os procedimentos de emergência dentária (púlpitos, periodontite apical), mas não pode ser usado em procedimentos de cirurgia oral. Alguns cuidados descritos nos protocolos de remoção de amálgama podem ser úteis. Apesar de os ejectores de saliva de grande volume poderem minimizar o aerossol e o ar transportado, recomenda-se também a utilização de Evacuadores de Grande Volume (EVV) de grande diâmetro (> 8 mm) que permitem a remoção de grandes volumes de ar num curto espaço de tempo. Para os procedimentos de dentisteria de restauração e endodontia, é aconselhável utilizar instrumentos rotativos em contra-ângulo com perfuração a baixa velocidade e irrigação mínima com água (evitar o arrefecimento ar-água) ou laser de érbio, se disponível no consultório dentário. Na gestão de emergência de uma pulpite irreversível, seria aconselhável limitar o tratamento à pulpectomia e ao penso, embora as técnicas actuais permitam concluir o tratamento endodôntico numa única sessão na maioria dos casos. Em caso de extração dentária, são preferíveis procedimentos minimamente invasivos. A técnica cirúrgica deve limitar a utilização de perfurações a alta velocidade, utilizando procedimentos hemostáticos para limitar o acesso futuro dos doentes ao hospital. Pela mesma razão, é obrigatória a utilização de suturas rápidas e absorvíveis.[125]

Tabela.22 EPI recomendados para o pessoal dentário[131]

Definição	Risco	EPI recomendado	Observações
Balcão de atendimento/balcão de registo	Suave	Máscara de camada tripla e luvas de exame de látex.	O distanciamento físico deve ser respeitado em todas as circunstâncias.
Dentista/pessoal auxiliar	Apenas exame	Máscara de três camadas, óculos de proteção/escudo facial e luvas	
	Risco moderado	Máscara N-95, óculos de proteção/escudo facial, luvas e bata	Procedimentos com Nonaerosol.

		cirúrgica.	
	Procedimentos de alto e muito alto risco	Máscara N-95, óculos de proteção/escudo facial, luvas e fato de proteção.	Procedimentos de produção de aerossóis.

Tabela.23 Equipamento de proteção individual (EPI) e medidas.[125]

Higiene das mãos	- Esfregões à base de álcool para a descontaminação das mãos, por exemplo, depois de retirar as luvas. Duas formulações recomendadas pela OMS (com base em 80% de etanol ou 75% de 2-propanol)
Medidas de proteção individual - *Proteção normal*	• Tampa descartável • Máscara cirúrgica descartável • Bata branca descartável • Óculos de proteção ou viseira facial • Luvas descartáveis de látex ou nitrilo
Medidas de proteção individual - *Proteção secundária (Proteção avançada)*	• Touca médica descartável • Máscara cirúrgica descartável • Óculos de proteção ou viseira facial • Vestuário de trabalho (bata branca) com vestuário de isolamento descartável ou vestuário cirúrgico no exterior • Luvas de látex descartáveis
Instalações	• Recomenda-se a utilização de uma peça de mão dentária anti-retração com válvulas anti-retração ou outras caraterísticas anti-refluxo • O consentimento e o registo são feitos eletronicamente com dispositivos de ecrã tátil para facilitar a descontaminação • As superfícies dos monitores, computadores portáteis e dispositivos dentários são cobertas com película de plástico
	para diminuir o risco de' contaminação e facilitar a limpeza
Desinfeção dos ambientes clínicos	• Desinfeção de superfícies com hipoclorito de sódio a 0,1% ou etanol a 62-71% • As áreas públicas e os aparelhos devem também ser frequentemente limpos e desinfectados, incluindo os puxadores das portas, as cadeiras e as secretárias
Gestão de resíduos hospitalares	- Os resíduos médicos e comuns gerados por terapias dentárias em pacientes com suspeita ou confirmação de infeção por 2019-nCoV são considerados resíduos médicos infecciosos.
Segregação do pessoal	• O pessoal é separado para reduzir a infeção cruzada entre estabelecimentos de saúde • As reuniões do pessoal são suspensas

Quadro 24: Modificações necessárias no controlo da infeção em contextos de cuidados de saúde dentários durante a pandemia de COVID-19[113]

Área	Medidas de controlo da infeção
Antes de reservar o paciente	Por telefone: • Fazer o diagnóstico para determinar a urgência do tratamento • Se disponível, solicitar os resultados mais recentes da COVID • Fazer o rastreio da COVID através de um questionário • Se a marcação for feita, pedir para vir com uma máscara e um ou nenhum acompanhante • Pedir ao doente para escovar os dentes e utilizar um elixir bucal antes de vir ao consultório
Zona de espera	• Colocar um número mínimo de cadeiras a 3 pés de distância • Retirar tudo o que é desnecessário, como brinquedos e revistas • Disponibilizar desinfetante para as mãos • Colocar na parede informações relacionadas com a transmissão da COVID • Disponibilizar um elixir bucal (à base de peróxido, iodo ou cloro) para o doente utilizar antes do tratamento • Ter uma divisória de vidro ou plástico entre a sala de espera e a receção • Deve ser atribuído tempo suficiente entre as consultas para seguir os passos de controlo da infeção e minimizar a espera dos doentes
Área administrativa	• Dispor do pessoal mínimo necessário ou de pessoal em rotação • O pessoal deve ser informado sobre a transmissão da COVID • O pessoal deve usar máscaras, higienizar as mãos e aplicar o distanciamento social • À chegada, medição diária da temperatura e
	O rastreio da COVID deve ser efectuado para todas as pessoas que entram no consultório
Área de tratamento com cadeira dentária	• A cadeira de dentista e tudo o que possa ser coberto deve ser coberto com plástico • Antes e depois do tratamento, todas as superfícies, incluindo a cadeira dentária, devem ser desinfectadas com álcool a 70% • O mínimo necessário deve ser deixado de fora • O médico dentista e o assistente devem usar bata de manga comprida de gola alta e avental de plástico, luvas, máscara, proteção descartável para o cabelo e os sapatos e uma proteção facial (EPI) • Os EPI não devem ser retirados imediatamente após o tratamento • Após o tratamento, o material não utilizado deve ser considerado contaminado e deve ser processado ou eliminado de forma adequada
Tratamento	• Se possível, utilizar um dique de borracha • Utilizar evacuadores de grande e pequeno volume • Se possível, não utilizar peças de mão de alta velocidade e aparelhos de destartarização ultra-sónicos
Instrumentos, DUWL	• Os objectos e instrumentos resistentes ao calor devem ser esterilizados • Os esterilizadores devem ser inspeccionados e testados quanto à sua eficácia

	• Deve ser utilizada a técnica Spay-wipe para desinfetar tudo antes e depois do tratamento • Pode ser utilizado álcool a 70% ou compostos clorados (2000 mg/L) • As DUWL devem ser desinfectadas por lavagem com desinfetante • A água do DUWL deve ser substituída por um desinfetante adequado, tendo em conta que a água é utilizada na cavidade oral do doente
Piso	- O pavimento deve ser desinfectado duas vezes por dia com uma solução clorada a 2000 mg/L
Ar, ventilação e geral	• O fluxo de ar deve ser ajustado para permitir a entrada de ar limpo na área de tratamento proveniente do resto da cirurgia • Os extractores de ar das casas de banho devem ser mantidos em funcionamento contínuo durante o tempo de consulta. • Os filtros HEPA com luz UV devem ser instalados por cima da cadeira dentária • Ou devem ser utilizados filtros HEPA portáteis colocados o mais próximo possível do doente durante o tratamento • A irradiação germicida UV deve ser considerada • Os resíduos com risco biológico devem ser eliminados de forma adequada

Tabela.25 Orientações adoptadas em Itália para os médicos dentistas durante a emergência da COVID-19[129]

Antes do tratamento dentário (pacientes em casa)	
Questionário de triagem telefónica Organização do fluxo de doentes	: Prever limitações ao acesso ao consultório dentário : Marcar as consultas de modo a evitar a contemporaneidade dos pacientes Não acompanhar os pacientes, se possível. Quando tal não for possível, o acompanhante será convidado a não entrar no consultório e a esperar no exterior
Antes do tratamento dentário (pacientes que entram no consultório)	
Medição da temperatura corporal : Avaliar a potencial presença de febre através de um termómetro sem contacto Higiene das mãos (doente) : Utilização de soluções hidroalcoólicas para a desinfeção das mãos ao entrar no consultório dentário Sala de espera : Providenciar ventilação adequada Remoção de todos os objectos que possam favorecer a infeção cruzada Evitar longas permanências na sala de espera Evitar a presença contemporânea de >2 doentes Respeitar a distância de 1 m entre doentes Desencorajar a presença de acompanhantes Desinfeção do ambiente: Utilização de hipoclorito de sódio a 0,1% ou de álcool isopropílico a 70% para a desinfeção de todas as superfícies Vestuário do pessoal não clínico: Aplicação de máscaras faciais (peça facial filtrante de nível 2 ou 3), Óculos.	
Preparação para o tratamento dentário (dentista e paciente)	
Preparação do doente : Utilização de protectores de sapatos descartáveis Bochecho de 1 minuto com 0,2% a 1% de povidona, 0,05% a 0,1% de cloreto de cetilpiridínio ou 1% de peróxido de hidrogénio Lavagem das mãos do pessoal clínico: Lavagem das mãos durante pelo menos 60 s e, em seguida, aplicação de solução hidroalcoólica a 60% antes de calçar luvas	

Vestuário do pessoal clínico : Aplicação de máscaras faciais (peça facial filtrante de nível 2 ou 3), escudos, óculos cirúrgicos, bata de manga comprida resistente à água, touca cirúrgica, proteção para sapatos	
Tratamento dentário : Preparação prévia de todos os instrumentos Superfícies de instrumentos : Proteção total através de coberturas descartáveis	
Minimizar a produção de aerossóis: Evitar, sempre que possível, a utilização de peças de mão/instrumentos ultra-sónicos, utilização de dique de borracha, sistema de aspiração cirúrgica **Se** possível, preferir a técnica das 4 mãos Limitar o tempo total de tratamento, se possível	
Após o tratamento dentário Instrumentos de ventilação Proteção individual Aplicação da solução de higiene das mãos (dentista)	: Aconselha-se vivamente uma mudança de ar de 5 minutos : **Remoção** das protecções descartáveis das superfícies : Desinfeção de escudos e óculos com álcool **isopropílico** a 70% : Lavagem **à mão** durante, pelo menos, 60 s e, em seguida, lavagem com água hidroalcoólica a 60%.

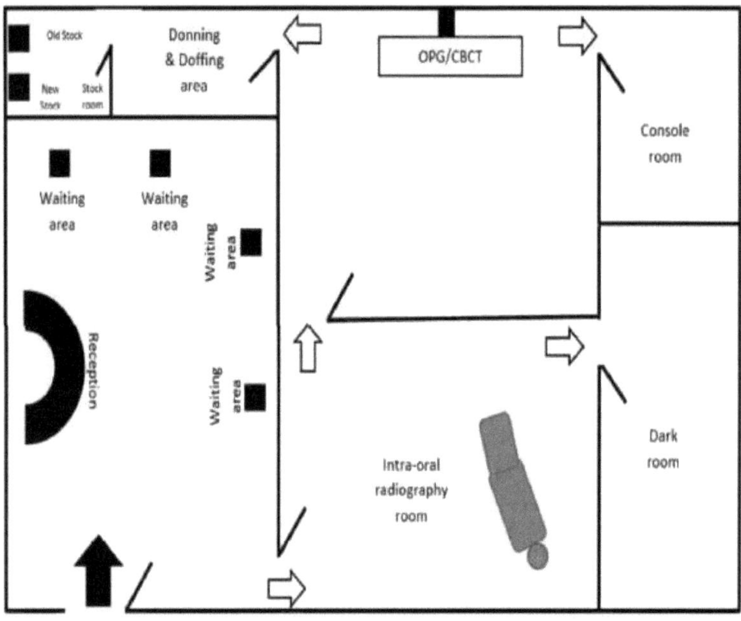

Fig.34 Disposição do procedimento de radiologia dentária para garantir a adesão ao protocolo de controlo de infecções.[130]

CAPÍTULO 12

ORIENTAÇÕES DE GESTÃO DENTÁRIA

Recomendações para a gestão dentária durante a pandemia de COVID-19

Diretrizes do ICD

A prática da medicina dentária na Índia é regulamentada e orientada por um organismo de cúpula conhecido como ICD. Propôs orientações sobre a COVID-19 para os institutos e clínicas de ensino dentário.[134]

Orientações académicas

De acordo com o ICD, os institutos de ensino dentário não devem realizar quaisquer actividades académicas que impliquem a reunião de grupos de pessoas. Estas actividades académicas incluem conferências, workshops, etc. O corpo docente é instruído a envolver-se no ensino em linha como medidas para completar o currículo. Os estagiários são encorajados a empenhar-se na auto-aprendizagem e a utilizar plenamente os recursos em linha, como os webinars. Os pós-graduados devem realizar todas as actividades académicas de rotina, como seminários, clubes de revistas, dissertações na biblioteca e outros debates.

Diretrizes clínicas

Neste contexto, o ICD declarou que a adoção de medidas de prevenção e controlo de infecções é da responsabilidade individual do dentista praticante.

Instruções gerais

•   Todos os procedimentos não urgentes devem ser adiados para evitar a infeção cruzada causada pelo agrupamento de pacientes em faculdades e clínicas dentárias.

•   É obrigatório afixar cartazes sobre a higiene das mãos, o controlo das infecções e outras estratégias preventivas em locais diferentes e importantes das faculdades de medicina dentária.

Protocolo de pré-seleção telefónica

•   Os doentes devem ser encorajados a marcar consultas por telefone ou a registar-se em linha antes da consulta de contacto.

•   Nos casos que parecem exigir um exame visual, pode ser efectuada uma primeira visualização da fotografia enviada pelo paciente ou uma consulta por vídeo.

Protocolo para a zona de receção/espera

•   As clínicas dentárias devem reduzir ao mínimo o número de funcionários e de consultas por dia.

•   O pessoal deve receber formação adequada sobre o protocolo de controlo de infecções.

•   A sala de espera dos doentes, as salas de consulta, as casas de banho, etc., devem estar equipadas com sabonetes, produtos para lavagem das mãos, desinfectantes para as mãos à base de álcool, lenços de papel, etc.

•   Todo o pessoal e os doentes devem utilizar a proteção para os pés fornecida no interior da clínica e não devem utilizar calçado.

Protocolo de rastreio[135]

• À chegada, todos os doentes devem ser rastreados para detetar sinais e sintomas de COVID-19 utilizando um protocolo e um sistema de notificação normalizados.

• Todos os pacientes devem fornecer um formulário de divulgação/consentimento por escrito que foi distribuído pelo ICD.

• Após a triagem, os doentes devem ser classificados como emergência ou urgência e tratados em conformidade (para evitar a aglomeração de doentes).

• Situações de emergência dentária: Situações que aumentam o risco de morte do paciente, como hemorragias não controladas, celulite ou infecções bacterianas difusas que provocam edemas intra-orais ou extra-orais e traumatismos ósseos faciais, que podem danificar as vias respiratórias do paciente.

• Situações de urgência dentária: Situações que requerem cuidados prioritários, mas que não aumentam o risco de morte do paciente, como dor dentária aguda, pericoronite, abcessos, cuidados dentários necessários para outro procedimento médico crítico, biópsias, ajustes de órteses e próteses que causam dor e comprometem a função mastigatória, traumatismo dentário com avulsão ou luxação, etc.

• Os procedimentos urgentes só devem ser efectuados após teleconsulta, teletriagem, consentimento e apenas com marcação prévia.

• As faculdades de medicina dentária devem ter um protocolo para o encaminhamento de doentes e funcionários para a clínica da febre, quer na faculdade de medicina anexa quer no hospital afiliado.

Protocolos para o consultório dentário[136]

• Zona de espera dos doentes (zona de pré-visualização): Esta área é o primeiro ponto de contacto com o doente. Devem ser afixados cartazes de informação e de alerta sobre a COVID-19. Aconselha-se a afixação de alertas visuais à entrada do estabelecimento e em zonas estratégicas sobre higiene respiratória, etiqueta da tosse, distanciamento social, etc. A equipa dentária de triagem deve usar equipamento de proteção individual (EPI) adequado. Na área de triagem, se um paciente tiver um historial de viagem positivo, um historial de contacto epidemiológico ou febre e sintomas respiratórios, o paciente é aconselhado a fazer o teste para a COVID-19 e a informação é divulgada às autoridades de saúde. A zona de triagem é imediatamente desinfectada de acordo com os protocolos.

• Os doentes são explicados sobre o modo de propagação da COVID-19, os riscos envolvidos e é-lhes pedido que assinem obrigatoriamente um consentimento informado (consentimento informado sobre a COVID-19 disponível no sítio Web do ICD) antes do procedimento.

• Diretrizes para a ventilação: De acordo com o último parecer do Ministério da Saúde e do Bem-Estar Familiar (MOHFW)7 sobre ventilação e gestão da qualidade do ar em clínicas dentárias autónomas e edifícios com ar condicionado central. Nas clínicas dentárias autónomas ou nos blocos operatórios de uma só sala, deve evitar-se a utilização de uma ventoinha de teto durante a realização de procedimentos. A circulação de ar natural deve ser efectuada através da abertura frequente de janelas e da utilização de um ventilador de exaustão independente para extrair o ar da sala para a atmosfera. Pode ser colocada uma ventoinha de mesa atrás do operador para deixar o ar fluir em direção ao doente. Nos blocos operatórios com sistemas de ar condicionado central, as saídas de ar de retorno na área do doente devem ser bloqueadas e o ar fresco deve entrar na sala através da abertura de janelas.

• Manter o bloco operatório da clínica livre de desordem, melhorar a circulação do ar e evitar o ar condicionado.

• É aconselhável utilizar NaOCl a 0,01% para a desinfeção das linhas de água dentária.

• É obrigatório o uso de EPI adequado para cirurgiões-dentistas e assistentes dentários.

• As clínicas com infra-estruturas adequadas podem tratar de todos os casos, ao passo que as clínicas com orçamentos reduzidos e os consultórios geriátricos podem esperar até que a pandemia se instale.

• Aconselha-se a fumigação regular do local de trabalho.

Protocolos para procedimentos dentários

Medidas de proteção individual

• As medidas de proteção pessoal devem ser rigorosamente respeitadas. É dada ênfase à higiene das mãos com água e sabão ou com desinfetante para as mãos à base de álcool, antes e depois de atender o doente. O sabão deve ser ensaboado durante pelo menos 20 segundos, de acordo com as diretrizes da OMS.

• Aconselham-se torneiras com sensor ou manípulos de cotovelo e dispensadores de desinfetante acionados pelo pé.

• **O EPI é obrigatório e inclui os seguintes elementos**

• Devem estar disponíveis vestiários para o pessoal e para todos os trabalhadores para vestir e despir os EPI.

• Óculos de proteção/escudo facial (ambos devem ser usados, óculos de proteção com vedação de tecido mole).

• Máscara cirúrgica de camada tripla sobre respirador N95 durante procedimentos dentários de rotina.

• A máscara padrão FFP3 deve ser utilizada durante o tratamento de doentes com COVID-19 positivo.

• Devem ser usadas luvas cirúrgicas durante os procedimentos.

• Os fatos-macaco/batas descartáveis com capuz/forro impermeável devem ser mudados diariamente.

• Fato-macaco/bata exterior; pode ser improvisado, mas terá de ser mudado depois de cada doente.

• Os protectores de sapatos são obrigatórios.

• O protocolo de utilização e remoção dos EPI deve ser respeitado e devem ser atribuídas salas claramente designadas.

- A máscara cirúrgica deve ser mudada após cada intervenção dentária.

Diretrizes de tratamento

- Os procedimentos de tratamento dentário dividem-se, em termos gerais, em procedimentos não geradores de aerossóis (não AGP) e procedimentos geradores de aerossóis (AGP).
- Ambos os procedimentos devem ser precedidos de uma lavagem oral pré-procedimento com peróxido de hidrogénio a 1% ou iodopovidona a 0,2% durante 1 minuto. Aconselha-se a lavagem extra-oral do rosto com um toalhete anti-sético.
- O PGA deve ser efectuado, idealmente, em salas de isolamento designadas, equipadas apenas com filtros HEPA/ventilação reforçada. Devem, de preferência, ser realizadas sob diques de borracha e utilizando ejectores de saliva de grande volume, uma vez que ajudam a minimizar os aerossóis ou salpicos nos procedimentos dentários.

Diretrizes de esterilização de instrumentos

- Todos os instrumentos relacionados com os procedimentos dentários devem ser desinfectados, limpos e esterilizados de acordo com o protocolo padrão de controlo de infecções (CDC, 2003). Todos os instrumentos devem ser obrigatoriamente esterilizados em bolsas de autoclave de esterilização que mudam de cor e o armazenamento adequado deve ser efectuado na câmara UV.[138]

Esterilização do bloco operatório/sala

- A esterilização por UV durante um mínimo de 10 minutos entre procedimentos é eficaz. O consultório dentário, após o procedimento, deve ser cuidadosamente fumigado e esterilizado sob luz UV durante a noite.

Gestão de resíduos biomédicos

- Todos os resíduos biomédicos relacionados com os cuidados prestados aos doentes devem ser cuidadosamente eliminados de acordo com as Regras de Gestão e Manuseamento de Resíduos Biomédicos de 1998, alteradas periodicamente através de uma agência de eliminação biomédica autorizada pelo Conselho Estatal de Controlo da Poluição.

Protocolos de alta de doentes

- Os doentes são aconselhados a voltar a vestir-se e a dirigir-se à área da receção. A higiene das mãos é reforçada antes de deixarem a clínica.
- O dentista tem de manter apenas registos electrónicos dos tratamentos. Devem ser utilizados métodos de pagamento sem dinheiro ou sem contacto.[137]

Protocolos para a revisão e rechamada de doentes

- Os pacientes devem ser contactados telefonicamente para saber se desenvolveram quaisquer sinais e sintomas que devem alertar o pessoal dentário para tomar as medidas adequadas. O paciente deve ser aconselhado a regressar à clínica dentária caso se verifique algum sintoma adverso [137].

Recomendações para a gestão dentária durante a pandemia de COVID-19

Diretrizes do ICD

A prática da medicina dentária na Índia é regulamentada e orientada por um organismo de cúpula conhecido como ICD. Propôs orientações sobre a COVID-19 para os institutos e clínicas de ensino dentário.[134]

Orientações académicas

De acordo com o ICD, os institutos de ensino dentário não devem realizar quaisquer actividades académicas que impliquem a reunião de grupos de pessoas. Estas actividades académicas incluem conferências, workshops, etc. O corpo docente é instruído a envolver-se no ensino em linha como medidas para completar o currículo. Os estagiários são encorajados a empenhar-se na auto-aprendizagem e a utilizar plenamente os recursos em linha, como os webinars. Os pós-graduados devem realizar todas as actividades académicas de rotina, como seminários, clubes de revistas, dissertações na biblioteca e outros debates.

Diretrizes clínicas

Neste contexto, o ICD declarou que a adoção de medidas de prevenção e controlo de infecções é da responsabilidade individual do dentista praticante.

Instruções gerais

• Todos os procedimentos não urgentes devem ser adiados para evitar a infeção cruzada causada pelo agrupamento de pacientes em faculdades e clínicas dentárias.

• É obrigatório afixar cartazes sobre a higiene das mãos, o controlo das infecções e outras estratégias preventivas em locais diferentes e importantes das faculdades de medicina dentária.

Protocolo de pré-seleção telefónica

• Os doentes devem ser encorajados a marcar consultas por telefone ou a registar-se em linha antes da consulta de contacto.

• Nos casos que parecem exigir um exame visual, pode ser efectuada uma primeira visualização da fotografia enviada pelo paciente ou uma consulta por vídeo.

Protocolo para a zona de receção/espera

• As clínicas dentárias devem reduzir ao mínimo o número de funcionários e de consultas por dia.

• O pessoal deve receber formação adequada sobre o protocolo de controlo de infecções.

• A sala de espera dos doentes, as salas de consulta, as casas de banho, etc., devem estar equipadas com sabonetes, produtos para lavagem das mãos, desinfectantes para as mãos à base de álcool, lenços de papel, etc.

• Todo o pessoal e os doentes devem utilizar a proteção para os pés fornecida no interior da clínica e não devem utilizar calçado.

Protocolo de rastreio[135]

• À chegada, todos os doentes devem ser rastreados para detetar sinais e sintomas de COVID-19 utilizando um protocolo e um sistema de notificação normalizados.

• Todos os doentes devem fornecer um formulário de divulgação/consentimento escrito que foi distribuído pelo ICD.

• Após a triagem, os doentes devem ser classificados como emergência ou urgência e tratados em conformidade (para evitar a aglomeração de doentes).

• Situações de emergência dentária: Situações que aumentam o risco de morte do paciente, como hemorragias não controladas, celulite ou infecções bacterianas difusas que provocam edemas intra-orais ou extra-orais e traumatismos ósseos faciais, que podem danificar as vias respiratórias do paciente.

• Situações de urgência dentária: Situações que requerem cuidados prioritários, mas que não aumentam o risco de morte do paciente, como dor dentária aguda, pericoronite, abcessos, cuidados dentários necessários para outro procedimento médico crítico, biópsias, ajustes de órteses e próteses que causam dor e comprometem a função mastigatória, traumatismo dentário com avulsão ou luxação, etc.

• Os procedimentos urgentes só devem ser efectuados após teleconsulta, teletriagem, consentimento e apenas com marcação prévia.

- As faculdades de medicina dentária devem ter um protocolo para o encaminhamento de doentes e funcionários para a clínica da febre, quer na faculdade de medicina anexa quer no hospital afiliado.

Protocolos para o consultório dentário[136]

- Zona de espera dos doentes (zona de pré-visualização): Esta área é o primeiro ponto de contacto com o doente. Devem ser afixados cartazes de informação e de alerta sobre a COVID-19. Aconselha-se a afixação de alertas visuais à entrada do estabelecimento e em zonas estratégicas sobre higiene respiratória, etiqueta da tosse, distanciamento social, etc. A equipa dentária de triagem deve usar equipamento de proteção individual (EPI) adequado. Na área de triagem, se um paciente tiver um historial de viagem positivo, um historial de contacto epidemiológico ou febre e sintomas respiratórios, o paciente é aconselhado a fazer o teste para a COVID-19 e a informação é divulgada às autoridades de saúde. A zona de triagem é imediatamente desinfectada de acordo com os protocolos.

- Os doentes são explicados sobre o modo de propagação da COVID-19, os riscos envolvidos e é-lhes pedido que assinem obrigatoriamente um consentimento informado (consentimento informado sobre a COVID-19 disponível no sítio Web do ICD) antes do procedimento.

- Diretrizes para a ventilação: De acordo com o último parecer do Ministério da Saúde e do Bem-Estar Familiar (MOHFW)7 sobre ventilação e gestão da qualidade do ar em clínicas dentárias autónomas e edifícios com ar condicionado central. Nas clínicas dentárias autónomas ou nos blocos operatórios de uma só sala, deve evitar-se a utilização de uma ventoinha de teto durante a realização de procedimentos. A circulação de ar natural deve ser efectuada através da abertura frequente de janelas e da utilização de um ventilador de exaustão independente para extrair o ar da sala para a atmosfera. Pode ser colocada uma ventoinha de mesa atrás do operador para deixar o ar fluir em direção ao doente. Nos blocos operatórios com sistemas de ar condicionado central, as saídas de ar de retorno na área do doente devem ser bloqueadas e o ar fresco deve entrar na sala através da abertura de janelas.

- Manter o bloco operatório da clínica livre de desordem, melhorar a circulação do ar e evitar o ar condicionado.

- É aconselhável utilizar NaOCl a 0,01% para a desinfeção das linhas de água dentária.

- É obrigatório o uso de EPI adequado para cirurgiões-dentistas e assistentes dentários.

- As clínicas com infra-estruturas adequadas podem tratar de todos os casos, ao passo que as clínicas com orçamentos reduzidos e os consultórios geriátricos podem esperar até que a pandemia se instale.

- Aconselha-se a fumigação regular do local de trabalho.

Protocolos para procedimentos dentários

Medidas de proteção individual

- As medidas de proteção pessoal devem ser rigorosamente respeitadas. É dada ênfase à higiene das mãos com água e sabão ou com desinfetante para as mãos à base de álcool, antes e depois de atender o doente. O sabão deve ser ensaboado durante pelo menos 20 segundos, de acordo com as diretrizes da OMS.

• Aconselham-se torneiras com sensor ou manípulos de cotovelo e dispensadores de desinfetante acionados pelo pé.

• **O EPI é obrigatório e inclui os seguintes elementos**

• Devem estar disponíveis vestiários para o pessoal e para todos os trabalhadores para vestir e despir os EPI.

• Óculos de proteção/escudo facial (ambos devem ser usados, óculos de proteção com vedação de tecido mole).

• Máscara cirúrgica de camada tripla sobre respirador N95 durante procedimentos dentários de rotina.

• A máscara padrão FFP3 deve ser utilizada durante o tratamento de doentes com COVID-19 positivo.

• Devem ser usadas luvas cirúrgicas durante os procedimentos.

• Os fatos-macaco/batas descartáveis com capuz/forro impermeável devem ser mudados diariamente.

• Fato-macaco/bata exterior; pode ser improvisado, mas terá de ser mudado depois de cada doente.

• Os protectores de sapatos são obrigatórios.

• O protocolo de utilização e remoção dos EPI deve ser respeitado e devem ser atribuídas salas claramente designadas.

• A máscara cirúrgica deve ser mudada após cada intervenção dentária.

Diretrizes de tratamento

• Os procedimentos de tratamento dentário dividem-se, em termos gerais, em procedimentos não geradores de aerossóis (não AGP) e procedimentos geradores de aerossóis (AGP).

• Ambos os procedimentos devem ser precedidos de uma lavagem oral pré-procedimento com peróxido de hidrogénio a 1% ou iodopovidona a 0,2% durante 1 minuto. Aconselha-se a lavagem extra-oral do rosto com um toalhete anti-sético.

• O PGA deve ser efectuado, idealmente, em salas de isolamento designadas, equipadas apenas com filtros HEPA/ventilação reforçada. Devem, de preferência, ser realizadas sob diques de borracha e utilizando ejectores de saliva de grande volume, uma vez que ajudam a minimizar os aerossóis ou salpicos nos procedimentos dentários.

Diretrizes de esterilização de instrumentos

• Todos os instrumentos relacionados com os procedimentos dentários devem ser desinfetados, limpos e esterilizados de acordo com o protocolo padrão de controlo de infecções (CDC, 2003). Todos os instrumentos devem ser obrigatoriamente esterilizados em bolsas de autoclave de esterilização que mudam de cor e o seu armazenamento adequado deve ser efectuado na câmara de UV.[138]

Esterilização do bloco operatório/sala

• A esterilização por UV durante um mínimo de 10 minutos entre procedimentos é eficaz. O consultório dentário, após o procedimento, deve ser cuidadosamente fumigado e esterilizado sob luz UV durante a noite.

Gestão de resíduos biomédicos

• Todos os resíduos biomédicos relacionados com os cuidados prestados aos doentes devem ser cuidadosamente eliminados de acordo com as Regras de Gestão e Manuseamento de Resíduos Biomédicos de 1998, alteradas periodicamente através de uma agência de eliminação biomédica autorizada pelo Conselho Estatal de Controlo da Poluição.

Protocolos de alta de doentes

• Os doentes são aconselhados a voltar a vestir-se e a dirigir-se à área da receção. A higiene das mãos é reforçada antes de deixarem a clínica.

• O dentista tem de manter apenas registos electrónicos dos tratamentos. Devem ser utilizados métodos de pagamento sem dinheiro ou sem contacto.[137]

Protocolos para a revisão e rechamada de doentes

• Os pacientes devem ser contactados telefonicamente para saber se desenvolveram quaisquer sinais e sintomas que devam alertar o pessoal dentário para tomar as medidas adequadas. O paciente deve ser aconselhado a voltar à clínica dentária caso apresente sintomas adversos.[137] TRATAMENTO DENTAL DURANTE A COVID-19

Tabela.26 Gestão de condições dentárias agudas durante a pandemia de COVID-19[131]

Condições dentárias	Teleconsulta	Cuidados urgentes	Cuidados de emergência
Abcesso apical agudo Abscesso periodontal agudo/ Lesões perioendo	• Prescrever analgésicos. • Aconselhar antibióticos se houver sinais de infeção sistémica (febre, mal-estar). -Pedir ao doente para voltar a telefonar após 48-72 horas.	- Se os sintomas não desaparecerem ou se a infeção se estiver a propagar sem comprometer as vias respiratórias. Incisão e drenagem/ extração.	- Se o doente tiver uma infeção disseminada com ou suscetível de ter comprometimento das vias respiratórias e/ou trismo grave, encaminhar para cuidados de emergência para um centro designado.
Pericoronite aguda	-Recomenda-se o elixir bucal de clorexidina/gelor lavagem com soro fisiológico morno. • Aconselhar antibióticos se houver sinais de infeção sistémica (febre, mal-estar). -Pedir ao doente para voltar a telefonar após	- Se os sintomas não desaparecerem ou se a infeção se estiver a propagar sem via aérea extração de compromisso de dente agressor.	- Se o doente tiver uma infeção disseminada com ou suscetível de ter comprometimento das vias respiratórias e/ou trismo grave, encaminhar para cuidados de emergência para um centro designado.

	48-72 horas. • Prescrever analgésicos.		
Pulpite reversível sintomática	• Aconselhar o doente a evitar alimentos quentes e frios. • Aconselhar o doente a voltar a telefonar se os sintomas se agravarem.		
Pulpite irreversível	• Prescrever analgésicos. • Aconselhar o doente a voltar a telefonar se os sintomas se agravarem.	• Anestesia local com lidocaína a 2% e 1 :100000 epinefrina. • Isolamento da barragem dentária + evacuação de grande volume. • Escavação quimiomecânica de cáries (carisolv+spoon escavadora / micromotor de baixa velocidade sem pulverização de água). • Pulpotomia parcial / completa. -Restauração temporária ou Extração.	
Tomada seca	• Prescrever analgésicos. • Recomendar gargarejos com água morna e salgada. • Não prescrever antibióticos a não ser que lá são sinais de propagação da infeção, de infeção sistémica ou de um doente imunocomprometido.	Se a dor for intensa e incontrolável, recomenda-se a realização de um penso obtundente.	
Hemorragia pós-extração	• Aconselhar o doente a não cuspir ou enxaguar. • O doente deve ser	Se a hemorragia não parar, mas não for rápida e persistente, medidas locais como	- Se a hemorragia não parar e for rápida e persistente, encaminhar para cuidados de

	aconselhado a morder firmemente um rolo de algodão humedecido/uma compressa de gaze colocada sobre o alvéolo durante 20 minutos antes de verificar se a hemorragia parou; repetir uma vez se necessário. • Evitar beber álcool, fumar ou fazer exercício durante 24 horas para não perturbar o coágulo sanguíneo.	sutura, utilização de estípticos e agentes antifibrinolíticos.	emergência num centro designado.
Dentes avulsionados, luxados ou fracturados		- Reimplantação do dente e seguir as diretrizes de gestão da dor e protocolo sugerido pela Associação Internacional de Traumatologia Dentária (IADT).	

Tabela.27 Mostra o sistema de classificação das necessidades dentárias urgentes

Emergência	Urgente	Rotina
Traumatismos, incluindo laceração facial/oral e/ou lesões dentoalveolares	Infecções dentárias e dos tecidos moles sem efeito sistémico	Dor ligeira ou moderada
Inchaço oro-facial significativo e agravado	Dores dentárias e faciais graves	Traumatismo dentário ligeiro
Hemorragia pós-extração incontrolável	Dentes fracturados ou com exposição pulpar	Hemorragia pós-extração controlável
Doença sistémica aguda ou aumento da temperatura devido a doença ou infeção dentária		Restaurações ou próteses fracturadas, soltas ou deslocadas
Trismo grave		Tratamento normalmente associado a cuidados dentários de rotina
Condições oro-dentárias susceptíveis de exacerbar condições médicas sistémicas		Sangramento das gengivas

Tabela.28 Modificação de práticas durante a infeção por COVID 19[131]

Especialidade	Modificações práticas
Medicina oral e radiologia	• Realizar apenas procedimentos de OPD • Secção de radiologia para se dedicar exclusivamente à radiografia extra-oral. • Radiografias intra-orais - técnica de dupla

	barreira.
Prótese dentária	• Enxaguamento bucal pré-procedimento com iodopovidona a 0,2% ou peróxido de hidrogénio a 1% antes da preparação da coroa. • Utilizar pontas de sucção de alto vácuo durante a preparação dos dentes. • Utilizar um airotor descartável ou uma peça de mão anti-retração. • Desinfeção da impressão dentária com desinfectantes adequados (glutaraldeído, hipoclorito de sódio ou CHX durante 10 minutos). • Desinfeção do molde dentário com spray desinfetante, imersão em
	solução desinfetante, ou incorporação do desinfetante na pedra no momento da mistura. - Programar os procedimentos de produção de aerossóis para o final do dia.
Conservadorismo e Endodontia	• Enxaguamento bucal pré-procedimento com iodopovidona a 0,2% ou peróxido de hidrogénio a 1%. • Utilização de um dique de borracha. • Utilizar instrumentos manuais para a escavação de cáries. • Utilizar uma ponta de sucção de alto vácuo. • Utilizar um airotor descartável ou uma peça de mão anti-retração.
Ortodontia	• Colagem dos brackets metálicos com GIC de dupla polimerização. • A técnica de microcondicionamento ou de jato de areia pode ser utilizada para modificar a superfície do esmalte para a colagem sem condicionamento. • Os primários autocondicionantes eliminam os passos de enxaguamento e secagem. • As técnicas de colagem de cristais e de gravação a laser podem provocar aerossóis.
Pedodontia	• Utilizar instrumentos manuais para a escavação de cáries. • Utilizar uma ponta de sucção de alto vácuo. • Utilizar um airotor descartável ou uma peça de mão anti-retração.
Cirurgia oral e maxilofacial	• Enxaguamento bucal pré-procedimento com iodopovidona a 0,2% ou peróxido de hidrogénio a 1%. • Utilizar uma ponta de sucção de alto vácuo.
Periodontia	• Enxaguamento bucal pré-procedimento com iodopovidona a 0,2% ou peróxido de hidrogénio a 1%.

| | • Utilizar uma ponta de sucção de alto vácuo.
• Utilizar instrumentos manuais para a raspagem. |

Tabela.29 O que fazer e o que não fazer no domínio das especialidades[131]

Não.	Especialidade	Procedimentos	
		Permitido	**Não permitido**
1	Periodontia	Tratamento do abcesso gengival/periodontal/pericoronal. Tratamento de lesões ulcerativas/descamativas. Tratamento da impactação de alimentos/ coronoplastia de cúspides de êmbolo. Aplicação tópica de um agente dessensibilizante. Cauterização da bolsa periodontal / retalho pericoronal / pólipo de polpa.	Utilização de um raspador ultrassónico/micromotor/ airotor. Excisão cirúrgica/laser do crescimento gengival excessivo. Raspagem e alisamento radicular. Cirurgia periodontal planeada e cirurgia de implantes.
2	Patologia oral	Hemograma para extracções dentárias de emergência.	Hemograma para intervenções cirúrgicas electivas.
3	Prótese dentária	Pequenos ajustes/equilíbrio oclusal na prótese completa/parcial existente. Remoção da coroa/segmento fracturado da prótese. Recolha de coroas/pontes deslocadas. Inserção de prótese completa/parcial removível	Preparação biomecânica do dente para receber coroa/ponte. Colocação/remoção de implantes dentários. Moldagem de próteses removíveis/fixas. Remoção de prótese defeituosa/ coroa/ ponte complicada.
4	Medicina oral e radiologia	Tratamento medicamentoso das lesões pré-cancerosas orais	Radiografias periapicais intra-orais. Radiografias extra-orais e tomografia computorizada de feixe cónico, exceto em caso de emergência.
5	Conservadorismo e endodontia	Escavação manual de cáries e penso Restauração de ionómero de vidro em abrasão cervical Abertura de emergência do canal radicular em caso de inchaço/abcesso/dor no dente Receção de inlay	Airotor/Aerossol utilização em qualquer procedimento, exceto em caso de emergência RCO Endodontia cirúrgica Utilização de ultra-sons em endodontia
6	Ortodontia	Tubo molar pendurado ou deslocado ou deslocação do aparelho/componentes Perfuração com arame ou qualquer outro componente do aparelho fixo que lesione os tecidos moles TP A, DAT e corretores de classe II susceptíveis de serem ingeridos	Utilização de micromotor/airotor Remoção de qualquer resíduo de compósito do esmalte descolado Colagem de brackets, mudança de fios, E-chains, módulos Aparelhos removíveis partidos

		ou inalados	
7	Pedodontia	Dor dentária grave/pulpite na dentição mista Tratamento dos traumatismos dento-faciais agudos Gestão da fenda labial e palatina Gestão da celulite/inchaço facial	Utilização de Airotor/Aerosol para qualquer procedimento, exceto aberturas de emergência de canais radiculares Procedimentos cirúrgicos electivos
8	Oral e maxilofacial cirurgia	Sutura de feridas hemorrágicas Incisão e drenagem de infecções graves do espaço Extração de urgência de um dente Correção de uma luxação aguda da ATM Tratamento conservador de uma fratura	Tratamento definitivo de traumatismos de tecidos moles e duros Infecções espaciais ligeiras e moderadas Extração dentária planeada/dente impactado Biópsia/fio; material de sutura/remoção de placa óssea Cirurgia da ATM/ Ortognática/Patologia/Implante dentário

Tabela.30 Triagem simplificada de casos de medicina oral durante a pandemia de COVID-19 (Royal College of Surgeons of England; RCSE, 2020, modificado)[132]

Condições OM de baixa prioridade	Condições de OM de alta prioridade (urgentes)
Ulceração da mucosa oral com duração <2 semanas e provavelmente causada por traumatismo ou infeção dentária local Inchaço da mucosa oral ou dos maxilares provavelmente causado por traumatismo ou infeção dentária local e que pode ser resolvido por cuidados dentários de emergência Bolhas/ulcerações auto-resolvidas na mucosa oral/gengiva que tendem a reduzir-se e a desaparecer Inchaço doloroso das glândulas salivares principais que tende a ser controlado por analgésicos ou antibióticos Linfadenopatia aguda em resultado de infeção odontogénica aguda que pode ser resolvida por cuidados dentários de emergência (antibiótico, extração, drenagem) Sensações pré-existentes e persistentes de boca seca e/ou ardor na boca	Ulceração da mucosa oral que cause dificuldade em engolir/comer, que persista durante pelo menos 2 semanas e que seja improvável que seja causada por traumatismo ou infeção local Inchaço dos ossos alveolares que dure mais de 2 semanas e que seja improvável que seja causado por traumatismo ou infeção odontogénica local Persistência de bolhas/ulceração da mucosa oral/gengiva que tenda a generalizar-se, com duração superior a 2 semanas Inchaço não doloroso da glândula salivar principal que tende a agravar-se Dor orofacial grave na região do trigémeo que não pode ser controlada com analgésicos de venda livre Linfadenopatia aguda persistente, progressão de linfadenopatia preexistente (suspeita de malignidade) Parestesia na região do nervo trigémeo de origem desconhecida

TELEMEDICINA

Tal como recomendado pelo Livro Branco da AAOMS intitulado "Telehealth and Remote Treatment", a gestão virtual de qualquer condição cirúrgica oral e maxilofacial só deve ser efectuada por cirurgiões orais e maxilofaciais devidamente licenciados, tal como regulamentado pela legislação estatal. A prestação de cuidados aos doentes através da telemedicina deve continuar a seguir diretrizes baseadas em provas para garantir a qualidade e a segurança de todos os doentes. Todos os prestadores devem cumprir os mais recentes requisitos de telemedicina delineados pelo Departamento de Saúde e Serviços Humanos dos Estados Unidos para proteger a privacidade dos pacientes e cumprir a Lei de Portabilidade e Responsabilidade dos Seguros de Saúde. Além disso, os prestadores têm a obrigação ética de informar todos os pacientes sobre os potenciais benefícios, limitações e riscos da telemedicina. Os pacientes que necessitem de serviços de emergência ou urgentes devem ser encaminhados para o hospital mais próximo.

TELEMEDICINA: UMA OPORTUNIDADE PARA EVITAR RISCOS

Para cumprir as decisões governamentais, a telemedicina (TM) é agora muito apreciada para minimizar o risco de maior disseminação da COVID-19 e de infecções cruzadas nos consultórios médicos ou dentários. [126,127]A TM é um novo conceito de cuidados de saúde que permite prestar cuidados à distância utilizando tecnologias de comunicação avançadas (smartphones, tablets e computadores portáteis). A TM modificou completamente a abordagem médica tradicional de trabalho, promovendo um método virtual de visitas, consultas e acompanhamento em vez de contactos físicos e avaliações clínicas presenciais. Entre os profissionais, este tipo de digitalização pode criar uma ligação médico a médico para troca de dados dos pacientes, dúvidas de diagnóstico e aconselhamento terapêutico. Entre os médicos dentistas e os pacientes, este fluxo de trabalho comunicativo pode apoiar questões, consultas remotas e visitas de acompanhamento, reduzindo o risco de deslocação ao consultório dentário.[125]

CONCLUSÃO

A COVID-19 parece estar quase próxima da SRA no que diz respeito à base clínica e ser menos letal do que a MERS, mas, mesmo com um quadro clínico menos grave, pode propagar-se mais facilmente na comunidade, o que tem sido atualmente relatado em contextos nosocomiais. Em conclusão, há ainda muito mais a desvendar no mistério da Covid-19, especialmente no que diz respeito às suas caraterísticas epidemiológicas, como a mortalidade e a capacidade de propagação a nível pandémico, os desafios no diagnóstico e o desenvolvimento de vacinas e medicamentos. A preparação para futuras pandemias com uma compreensão clara da natureza da doença é muito importante. O desenvolvimento de kits de diagnóstico de identificação rápida com especificidade, as intervenções de saúde pública, como o distanciamento social, e o desenvolvimento de diagnósticos para a monitorização em tempo real da propagação da doença devem tornar-se protocolos padrão quando se depara com uma nova doença viral. Os responsáveis pela saúde pública devem preparar o público para cenários realistas e para um maior cumprimento das mediações traumáticas, desde ordens de permanência em casa, custos económicos e cuidados em fim de vida, que aumentarão a nossa capacidade de vencer futuras pandemias mais rapidamente e com menores custos. Dada a elevada taxa de transmissão deste vírus entre humanos em todo o mundo, o que lhe confere um carácter pandémico. A transmissão, a replicação, a estrutura, a epidemiologia, a patogenicidade e as reacções do vírus ao hospedeiro abordadas neste artigo de revisão poderão ser úteis para estruturar e identificar estratégias para o desenvolvimento de novos medicamentos e vacinas. Também discutimos várias abordagens para o desenvolvimento de vacinas eficazes e combinações terapêuticas para fazer face a este surto viral.

A patogénese básica envolve dois componentes distintos: uma inflamação pulmonar grave e uma deficiência imunitária, ambas relacionadas com uma resposta imunitária inadequada e um aumento da produção de citocinas. Assim, as abordagens de tratamento atualmente investigadas incluem citocinas antivirais e anti-proinflamatórias, terapias anti-infecciosas e de suporte de vida, anticorpos monoclonais e imunoterapia passiva, especialmente em doentes com doença grave. No entanto, embora a estratégia terapêutica contra a doença seja de grande importância, a principal forma de impedir a propagação do vírus é o desenvolvimento de uma vacina eficaz e segura amplamente disponível.

Os doentes com neutropenia, cetoacidose diabética e os que estão a fazer terapêutica com desferroxamina correm um risco acrescido de desenvolver mucormicose. Os factores de virulência envolvidos na interação entre o hospedeiro e o agente patogénico no hospedeiro conduzem à angioinvasão e à patologia em vários órgãos.

A correção das condições predisponentes, o aumento das defesas do hospedeiro e o combate à virulência do agente patogénico são promissores para um melhor resultado.

O diagnóstico da mucormicose continua a ser um desafio. A histopatologia, o exame direto e a cultura continuam a ser ferramentas essenciais, embora os métodos moleculares estejam a melhorar. Estão a ser investigadas novas plataformas moleculares e estão a ser explorados novos alvos genéticos fúngicos. Os métodos de base molecular ganharam aceitação para a confirmação da infeção quando aplicados aos tecidos. Os métodos de deteção do ADN de Mucorales no sangue têm mostrado resultados promissores para um diagnóstico precoce e rápido e podem ser utilizados como testes de rastreio em doentes de alto risco, mas têm de ser validados em estudos clínicos. Estão a ser desenvolvidos outros métodos rápidos, muito necessários, que não requerem procedimentos invasivos, tais como testes serológicos no local de prestação de cuidados ou testes respiratórios baseados na metabolómica, que se espera venham a ser avaliados num futuro próximo.

Lesões do tipo aftosa, lesões herpetiformes, candidíase e lesões orais do tipo doença de Kawasaki são as manifestações orais mais comuns da doença COVID-19. Uma idade mais avançada e a gravidade da doença COVID-19 parecem ser os factores mais comuns que prevêem a gravidade das lesões orais nestes doentes. A falta de higiene oral, as infecções oportunistas, o stress, as doenças subjacentes (diabetes mellitus, imunossupressão), o trauma (secundário à entubação), o compromisso vascular e a resposta hiper-inflamatória secundária à COVID-19 podem ser os factores predisponentes mais importantes para o desenvolvimento de lesões orais em doentes com COVID-19.

Face à pandemia de COVID-19, são necessárias novas medidas de biossegurança para reduzir o contágio. A medicina dentária é uma profissão que trabalha diretamente com a cavidade oral e, por isso, está muito exposta a este vírus ou a outros agentes infecciosos. Por este facto, é necessário tomar algumas medidas para minimizar o contágio. De facto, os médicos dentistas podem desempenhar um papel importante na interrupção da cadeia de transmissão, assumindo procedimentos corretos de forma a reduzir a difusão do agente viral, ou na promoção da difusão de doenças infecciosas indesejáveis, se actuarem de acordo com protocolos de segurança adequados. Os profissionais de saúde dentária devem estar plenamente conscientes do 2019-nCoV e de outras modalidades de propagação de agentes virais, de como identificar pacientes com infecções activas e, mais importante ainda, de dar prioridade à proteção pessoal e do paciente. Por último, a equipa dentária deve reconsiderar o nível global de risco infecioso de cada procedimento dentário e respeitar os novos protocolos operatórios que são ou serão formulados pelos respectivos comités oficiais nacionais, a fim de reduzir tanto quanto possível o risco de contágio para a saúde e a segurança da sua comunidade.

A saliva e o aerossol estão intimamente relacionados com a medicina dentária e são uma via estabelecida de transmissão de doenças. Entre as modalidades de imagiologia radiográfica dentária, o maior risco de contaminação cruzada está associado às técnicas radiográficas intra-orais. Por conseguinte, as técnicas extra-orais, como a panorâmica e a CBCT, são preferidas com precaução no que respeita à exposição à radiação. Assim, atualmente, na pandemia de COVID-19, a adesão rigorosa ao protocolo de controlo de infecções é a única forma de desacelerar a transmissão da doença.

Para garantir a segurança do pessoal dentário durante o surto, a Administração para a Segurança e Saúde no Trabalho (OSHA) dos EUA recomendou a realização regular de testes de despistagem da COVID-19, a autoavaliação diária dos sintomas da COVID-19 e a verificação da temperatura de todos os profissionais de medicina dentária, incluindo assistentes dentários, higienistas, recepcionistas e técnicos de prótese dentária. A formação do pessoal dentário é essencial para proteger o pessoal e os pacientes de uma maior propagação da COVID-19, com ênfase na progressão da doença, no seu modo de transmissão, na apresentação clínica e nos métodos de prevenção, na formação adequada em matéria de higiene das mãos, na utilização de EPI e nos métodos de controlo de infecções, de acordo com os protocolos actualizados do CDC e da OMS.

BIBLIOGRAFIA

1.   Catrin S, Zaid A, Niamh ON, Mehdi K, Ahmed K, Riaz A, et al. A Organização Mundial de Saúde declara emergência global: Uma revisão do novo coronavírus de 2019 (COVID-19). Int J Surg. 2020; 76: 71-76. DOI: 10.1016/j.ijsu.2020.02.034.

2.   Li F. Estrutura, função e evolução das proteínas da espiga do coronavírus. Annu Rev Virol. 2016; 3: 237-261. DOI: 10.1146/annurev-virology-110615-042301.

3.   Du L, He Y, Zhou Y, Liu S, Zheng BJ, Jiang S. A proteína spike do SARS-CoV - um alvo para o desenvolvimento de vacinas e terapêuticas. Nat Rev. 2009; 7: 226-236. DOI: 10.1038/nrmicro2090.

4.   Zhou Y, Jiang S, Du L. Perspectivas para uma vacina contra o MERS-CoV. Expert Rev Vaccines. 2018; 17: 677-686. DOI: 10.1080/14760584.2018.1506702.

5.   Bhasin M, Raghava GP. Previsão de epítopos CTL utilizando técnicas QM, SVM e ANN. Vaccine. 2004; 22: 3195-3204. DOI: 10.1016/j.vaccine.2004.02.005.

6.   Jurtz V, Paul S, Andreatta M, Marcatili P, Peters B, Nielsen M. NetMHCpan-4.0:Improved peptide-MHC class I interaction predictions integrating eluted ligand and peptide binding affi nity data. The Journal of Immunology. 2017; 199: 3360-3368.DOI: 10.4049/jimmunol.1700893.

7.   Alsahafi AJ, Cheng AC. A epidemiologia do coronavírus da síndrome respiratória do Médio Oriente no Reino da Arábia Saudita, 2012-2015. Jornal Internacional de Doenças Infecciosas. 2014; 45: 1-4. DOI: https://doi.Org/10.1016/j.ijid.2016.02.004.

8.   Lakshmi S, Shehna S, Vimal S, Midhu GV, Shiny DV, Sreelekshmi S, Reshmi R, Abi SA. Covid-19 PandemicInsights and Challenges. J Biomed Res Environ Sci. 2020 agosto 12; 1 (4): 070-087. doi: 10.37871/jels1123, Artigo ID: JELS1123.

9.   Cascella M; Rajnik M; Aleem A; Dulebohn S. Caraterísticas, Avaliação e Tratamento do Coronavírus (COVID-19). : StatPearls ; 2022.

10.   Zhang W, Davis BD, Chen SS, Sincuir Martinez JM, Plummer JT, Vail E. Emergência de uma nova variante do SARS-CoV-2 no Sul da Califórnia. JAMA. 2021 Apr 06;325(13):1324-1326.

11.   Muhammad Fayyaz ur Rehman , Chaudhary Fariha , Aqsa Anwar , Naveed Shahzad , Munir Ahmad , Salma Mukhtar ,Muhammad Farhan Ul Haque. Nova pandemia de doença do coronavírus (COVID-19): Uma mini revisão recente. Jornal de Biotecnologia Computacional e Estrutural 2020.

12.   Sharif-Yakan A, Kanj SS. Emergência do MERS-CoV no Médio Oriente: origens, transmissão, tratamento e perspectivas. PLoS Pathog. 2014; 10: e1004457. DOI:10.1371/journal.ppat.1004457.

13.   Huang C, Wang Y, Li X, Lili Ren, Jianping Zhao, Yi Hu, et al. Caraterísticas clínicas dos pacientes infectados com o novo coronavírus de 2019 em Wuhan, China. Lancet. 2020; 395:497-506. DOI: 10.1016/S0140-6736(20)30183-5.

14.   Sohrabi C, Alsafi Z, O'Neill N, Khan M, Kerwan A, Al-Jabir A, et al. A Organização Mundial de Saúde declara emergência global: Uma revisão do novo Coronavírus de 2019 [COVID-19]. Jornal Internacional de Cirurgia. 2020. DOI: 10.1016/j.ijsu.2020.02.034.

15.   Bin Chen, Er-Kang Tian, Bin He, Lejin Tian, Ruiying Han. Visão geral dos coronavírus humanos letais. Transdução de sinal e terapia direcionada 2020; 5 (89).

16.   Pandemia de coronavírus SARS-CoV-2 / COVID-19: Informações e orientações para os farmacêuticos e a força de trabalho farmacêutica.

17.   Ghosh A, Nundy S , Mallick T. How India is dealing with COVID-19 pandemic (Como a Índia está a lidar com a pandemia de COVID-19). Sensores Internacionais 2020.

18.   Taneja Neeraj, Alam Aftab, Patnaik Ranjana S, Taneja Tannu. Bloqueio repentino e desafios invisíveis na Índia devido à COVID 19 - uma análise de surto. Disaster Advances 2021; 14(2): 73-81.

19.   Ahmad S, Hafeez A, Siddqui SA, Ahmad M, Mishra S. Uma Revisão do CO VID-19 (Doença do Coronavírus - 2019) Diagnóstico, Tratamentos e Prevenção. EJMO 2020;4(2):116-125.

20.   Du L, He Y, Zhou Y, Liu S, Zheng BJ, Jiang S. The spike protein of SARS-CoV--a target for vaccine and therapeutic development. Nat Rev Microbiol. 2009 Mar;7(3):226-36

21.   Jiang S, Hillyer C, Du L. Neutralizing Antibodies against SARS-CoV-2 and Other Human Coronaviruses (Anticorpos neutralizantes contra o SARS-CoV-2 e outros coronavírus humanos). Trends Immunol. 2020 maio;41(5):355-359.

22.   de Abajo FJ, Rodriguez-Martin S, Lerma V, Mej^a-abril G, Aguilar M, Garda-Luque A, Laredo L, Laosa O, Centeno-Soto GA, Angeles Galvez M, Puerro M, Gonzalez-Rojano E, Pedraza L, de Pablo I, Abad-Santos F, Rodriguez-Manas L, Gil M, Todas A, Rodriguez -Miguel A, Rodriguez-Puyol D., Grupo de estudo MED-ACE2-COVID19. Uso de inibidores do sistema renina-angiotensina-aldosterona e risco de COVID-19 que requerem admissão no hospital: um estudo de caso-população. Lancet. 2020 May 30;395(10238):1705-1714.

23.   Xu H, Zhong L, Deng J, Peng J, Dan H, Zeng X, Li T, Chen Q. Alta expressão do recetor ACE2 de 2019-nCoV nas células epiteliais da mucosa oral. Int J Oral Sci. 2020 Feb 24;12(1):8.

24.   Yuki K, Fujiogi M, Koutsogiannaki S. COVID-19 pathophysiology: Uma revisão. Imunologia Clínica 2020.

25.   R. Channappanavar, J. Zhao, S. Perlman, resposta imune mediada por células T aos coronavírus respiratórios, Journal 59 (2014) 118-128.

26. F.A. Rabi, M.S. Al Zoubi, G.A. Kasasbeh, D.M. Salameh, A.D. Al-Nasser, SARS-CoV-2 e doença do Coronavírus 2019: o que sabemos até agora, Journal 9 (2020).

27. X. Zou, K. Chen, J. Zou, P. Han, J. Hao, Z. Han, A análise de dados de RNA-seq de célula única na expressão do receptor ACE2 revela o risco potencial de diferentes órgãos humanos vulneráveis à infeção por 2019-nCoV, Journal. (2020).

28. W. Li, M.J. Moore, N. Vasilieva, J. Sui, S.K. Wong, M.A. Berne, M. Somasundaran, J.L. Sullivan, K. Luzuriaga, T.C. Greenough, H. Choe, M. Farzan, Angiotensin-converting enzyme 2 is a functional recetor for the SARS coronavirus, Journal 426 (2003) 450-454.

29. Y. Chen, Y. Guo, Y. Pan, Z.J. Zhao, Análise da estrutura da ligação ao recetor de 2019-nCoV, Journal. (2020), https://doi.Org/10.1016/j.bbrc.2020.02.071.

30. A.C. Walls, Y.J. Park, M.A. Tortorici, A. Wall, A.T. McGuire, D. Veesler, Estrutura, função e antigenicidade da glicoproteína da espícula do SARS-CoV-2, Journal. (2020).

31. M. Letko, A. Marzi, V. Munster, Avaliação funcional da entrada celular e utilização de receptores para SARS-CoV-2 e outros betacoronavírus da linhagem B, Journal 5 (2020)562-569.

32. Chowdhurya M A, Hossainb N, Kashemc M A, Shahidd A, Alame A. Immune response in CO VID-19: Uma revisão. Jornal de Infeção e Saúde Pública 2020.

33. Shang J, Ye G, Shi K, et al. Base estrutural do reconhecimento do recetor pelo SARS-CoV-2. Nature 2020;581:221-4.

34. Wan Y, Shang J, Graham R, et al. Reconhecimento do recetor pelo novo coronavírus de Wuhan: uma análise baseada em estudos estruturais de uma década da SARS. JVirol 2020;94, e00127-20.

35. Chen N, Zhou M, Dong X, Qu J, Gong F, Han Y, et al. Caraterísticas epidemiológicas e clínicas de 99 casos de nova pneumonia por coronavírus de 2019 em Wuhan, China: um estudo descritivo. Lancet 2020 (janeiro).

36. Huang C, Wang Y, Li X, Ren L, Zhao J, Hu Y, et al. Caraterísticas clínicas dos pacientes infectados com o novo coronavírus de 2019 em Wuhan, China. Lancet2020;395(10223):49.

37. Qin Yin, Zhen Fu, Jiao Xie, Jixing Zhang, et al. Análise de abril dos fatores de risco de pacientes com COVID-19 grave; 2020.

38. Huang C, Wang Y, Li X, et al. Caraterísticas clínicas de pacientes infectados com coronavírus 2019novel em Wuhan, China. Lancet 2020;395:497-506.

39. Puja Mehta, McAuley Daniel F, Michael Brown, Emilie Sanchez, Tat-tersall Rachel S, Manson Jessica J, et al. COVID-16: considere as síndromes de citocinestormas e imunossupressão. Lancet 2020;395 (março(10229)):P1033-034.

40. https://www.iedb.org/epitope/419554.

41. Shi Y, Wang Y, Shao C, et al. Infeção por COVID-19: as perspectivas das respostas imunitárias. Morte Celular Diferente 2020.

42. Nonnecke BJ, McGill JL, Ridpath JF, Sacco RE, Lippolis JD, Reinhardt TA. A resposta da fase aguda provocada pela infeção experimental do vírus da diarreia bovina (BVDV) está associada à diminuição do status de vitamina D e E de bezerros ruminantes com suplemento vitamínico. J Dairy Sci 2014;97:5566-79.

43. https://gulfnews.com/world/3-types-of-immunity-your-best-defence-vs-coronavirus 1.1583917783603?slide=1.

44. Ahmad S, Hafeez A, Siddqui SA, Ahmad M, Mishra S. Uma Revisão do Diagnóstico, Tratamentos e Prevenção da COVID-19 (Doença do Coronavírus-2019). EJMO 2020;4(2):116-125.

45. Lloyd-Jones G, et al. J Oral Med and Dent Res. 2021, 2(1)-S1.

46. Sungnak W, Huang N, Becavin C, Berg M, Queen R, et al. (2021) Os factores de entrada do SARS-CoV-2 são altamente expressos nas células epiteliais nasais juntamente com genes da imunidade inata. Nat Med. 26(5):681-7.

47. Lang M, Som A, Carey D, Reid N, Mendoza DP, et al. (2020) Manifestações vasculares pulmonares da pneumonia COVID-19. Radiol Cardiothorac Imaging, 2(3):e200277.

48. Oudkerk M, Kuijpers D, Oudkerk SF, van Beek EJ. (2020) A natureza vascular da COVID-19. Br J Radiol.93(1113):20200718.

49. Oudkerk M, Buller HR, Kuijpers D, van Es N, Oudkerk SF, et al. (2021) Diagnóstico, prevenção e tratamento de complicações tromboembólicas na COVID-19: Relatório do Instituto Nacional de Saúde Pública dos Países Baixos. Radiologia. 297(1):E216-22.

50. Martini K, Bluthgen C, Walter JE, Linh Nguyen-Kim TD, Thienemann F, et al. (2020) Padrões de organização de pneumonia e microinfartos como substitutos para rutura endotelial e eventos tromboembólicos microangiopáticos em pacientes com doença coronavírus 2019. PLoS One. 15(10):e0240078.

51. McGonagle D, Bridgewood C, Ramanan AV, Meaney JFM, Watad A. (2021) Vasculite COVID-19 e novos mímicos de vasculite. Lancet Rheumatol. 3(3):e224-e233.

52. Sakaguchi W, Kubota N, Shimizu T, Saruta J, Fuchida S, et al. (2020) Existência de moléculas de entrada do SARS-CoV-2 na cavidade oral. Int J Mol Sci. 21(17):6000.

53. Badran Z, Gaudin A, Struillou X, Amador G, Soueidan A. (2020) Bolsas periodontais: Um reservatório potencial para o SARS-CoV-2? Med Hypotheses. 143:109907.

54. Silva J, Lucas C, Sundaram M, Israelow B, Wong P, et al. A carga viral da saliva é um correlato unificador dinâmico da gravidade e mortalidade da COVID-19. Prepr Serv Heal.

55. Marouf N, Cai W, Said KN, Daas H, Diab H, et al. (2021) Associação entre periodontite e gravidade da infeção por COVID-19: Um estudo de caso-controlo. J Clin Periodontal. 2021.

56. Shimono M, Ishikawa T, Enokiya Y, Muramatsu T, Matsuzaka KI, et al. (2003) Biological characteristics of the junctional epithelium. J Electron Microsc. 52(6):627-39.

57. Bhatraju PK, Ghassemieh BJ, Nichols M, Kim R, Jerome KR, et al. (2020) Covid-19 em pacientes criticamente enfermos na região de Seattle - série de casos. N Engl J Med. 382(21):2012-22.

58. Stern J, Shai E, Zaks B, Halabi A, Houri-Haddad Y, et al. (2004) A expressão reduzida de interferão gama no soro e a depleção linfoide acentuada induzida por Porphyromonas gingivalis aumentam a morbidade e a mortalidade murinas devido à infeção por citomegalovírus. Infect Immun. 72(10):5791-8.

59. Herold T, Jurinovic V, Arnreich C, Hellmuth JC, von Bergwelt-Baildon M, et al. (2020) O nível de IL-6 prevê insuficiência respiratória em pacientes sintomáticos hospitalizados com COVID-19. medRxiv.

60. Varga Z, Flammer AJ, Steiger P, Haberecker M, Andermatt R, et al. (2020) Infeção de células endoteliais e endotelite em COVID-19. Vol. 395, The Lancet. Lancet Publishing Group. 395(10234):1417-8.

61. Beyerstedt S, Casaro EB, Rangel EB. (2021) COVID-19: expressão da enzima conversora de angiotensina 2 (ACE2) e suscetibilidade do tecido à infeção por SARS-CoV-2. Eur J Clin Microbiol Infect Dis. Springer Science and Business Media Deutschland GmbH. Pp: 1-5.

62. Bermejo-Martin JF, Gonzalez-Rivera M, Almansa R, Micheloud D, Tedim AP, et al. (2020) A carga de RNA viral no plasma está associada a doença crítica e uma resposta desregulada do hospedeiro em COVID-19. Crit Care. 24(1).

63. Statkute E, Rubina A, O'Donnell VB, Thomas DW, Stanton RJ. (2020) Breve relatório: A eficácia virucida dos componentes do enxaguamento oral contra o SARS-CoV-2 in vitro. bioRxiv.

64. Sanz M, Herrera D, Kebschull M, Chapple I, Jepsen S, et al. (2020) Treatment of stage I-III periodontitis-The EFP S3 level clinical practice guideline. J Clin Periodontol. 47(S22):4-6

65. Muhammad AS, Suliman K, Abeer K. Infeção por COVID-19: Origem, transmissão e caraterísticas dos coronavírus humanos. Jornal de Investigação Avançada. 2020; 24:93. DOI: https://doi.org/10.1016/j.jare.2020.03.005.

66. Chowdhury SD, Oommen AM. Epidemiologia do COVID-19. J Dig Endosc 2020; 11:3-7.

67. Tong ZD, Tang A, Li KF, et al. Potencial transmissão pré-sintomática do SARS-CoV-2, província de Zhejiang, China, 2020. Emerging Infect Dis 2020; 26:1052.

68. Perguntas e respostas da OMS sobre os coronavírus (COVID-19). https://www. who. int/news-room/q-a-detail/q-a-coronaviruses.

69. Alaska department of Health and Social services ,Human Coronaviruses, http://dhss.alaska.gov/dph/Epi/id/Pages/Human-Coronavirus.aspx.

70. Abbasi-Oshaghia E, Mirzaeia F, Farahanid F, Khodadadie I, Tayebiniaf H. Diagnóstico e tratamento da doença do coronavírus 2019 (COVID-19): Achados laboratoriais, PCR e imagens de TC de tórax. Jornal Internacional de Cirurgia 2020.

71. Bendix A, A day-by-day breakdown of coronavirus symptoms shows how the disease, COVID-19, goes from bad to worse,Business Insider Feb 2020. https://www.businessinsider.in/science/news/a-day-by-day-breakdown-of coronavirussymptoms-shows-how-the-disease-covid-19-goes-from-badto worse/articleshow/74257460.cms.

72. Centro de Recursos do Coronavírus, Harvard Medical School, Harvard Health Publishing, março de 2020.https://www.health.harvard.edu/diseases-and-conditions/coronavirus-resourcecenter#COVID.

73. Alisha Ishrath, Mohammed Mazher Ahmed, Namarata Pal, Siri Muppidi, Covid-19 (Pandemia): Um artigo de revisão, J Res MedDent Sci, 2021, 9(10): 281-288.

74. Sintomas do coronavírus comparados com os da gripe, constipação comum e alergias https://www.businessinsider.com/coronavirus-symptoms-compared-to-flu-common-cold-and-allergies-2020.

75. Laura Nunes Silva, Thai's Pereira de Mello, Lrvia de Souza Ramos, Marta Helena Branquinha, Maryam Roudbary e Andre Luis Souza dos Santos. Infecções fúngicas em pacientes com COVID-19 positivo: A Falta de Opções de Tratamento Ótimas. Tópicos Atuais em Química Medicinal 2020; 20(22).

76. Nalbandian, A., Sehgal, K., Gupta, A. et al. Síndrome COVID-19 pós-aguda. Nat Med 27, 601-615 (2021). https://doi.org/10.1038/s41591-021-01283-z.

77. Lauer SA, Grantz KH, Bi Q, Jones FK, Zheng Q, Meredith HR, Azman AS, Reich NG, Lessler J. O período de incubação da doença do coronavírus 2019 (COVID-19) a partir de casos confirmados notificados publicamente: Estimativa e aplicação. Ann Intern Med. 2020 May 05;172(9):577-582.

78. Mizumoto K, Kagaya K, Zarebski A, Chowell G. Estimativa da proporção assintomática de casos de doença por coronavírus 2019 (COVID-19) a bordo do navio de cruzeiro Diamond Princess, Yokohama, Japão, 2020. Euro Surveill. 2020 Mar;25(10)

79. Nishiura H, Kobayashi T, Miyama T, Suzuki A, Jung SM, Hayashi K, Kinoshita R, Yang Y, Yuan B, Akhmetzhanov AR, Linton NM. Estimativa do rácio assintomático de novas infecções por coronavírus (COVID-19). Int J Infect Dis. 2020 maio;94:154-155.

80. Stokes EK, Zambrano LD, Anderson KN, Marder EP, Raz KM, El Burai Felix S, Tie Y, Fullerton KE. Vigilância de casos de doença de coronavírus 2019 - Estados Unidos, 22 de janeiro a 30 de maio de 2020. MMWR Morb Mortal Wkly Rep. 2020 Jun 19; 69 (24): 759-765.

81. Zhu J, Zhong Z, Ji P, Li H, Li B, Pang J, Zhang J, Zhao C. Caraterísticas clinicopatológicas de 8697 pacientes com

COVID-19 na China: uma meta-análise. Fam Med Saúde Comunitária. 2020 Abr;8(2).

82. Yang AP, Liu JP, Tao WQ, Li HM. O papel diagnóstico e preditivo da NLR, d-NLR e PLR em pacientes com COVID-19. Int Immunopharmacol. 2020 Jul;84:106504.

83. Varghese G M, John R, Manesh A, Karthik R, Abraham O.C. . Gestão clínica do COVID-19. Indian J Med Res 2020.

84. Ministério da Saúde e do Bem-Estar Familiar. Documento de orientação sobre a gestão adequada de casos suspeitos/confirmados de COVID-19. Nova Deli: MoHFW, Governo da Índia; 2020.

85. To, K.K.; Lu, L.; Yip, C.C.; Poon, R.W.; Fung, A.M.; Cheng, A.; Lui, D.H.; Ho, D.T.; Hung, I.F.; Chan, K.H.; et al. Additional molecular testing of saliva specimens improves the detection of respiratory viruses.Emerg. Microbes Infect. 2017, 6, 1-7.

86. Yan, J.; Grantham, M.; Pantelic, J.; De Mesquita, P.J.B.; Albert, B.; Liu, F.; Ehrman, S.; Milton, D.K. Vírus infecioso no hálito exalado de casos sintomáticos de gripe sazonal de uma comunidade universitária. Proc. Natl. Acad.Sci. EUA 2018, 115, 1081-1086.

87. Dar-Odeh, N.S.; Al-Kayed, M.A. Variações de alguns factores antimicrobianos salivares em diferentes estados de doença: uma revisão. Saudi Dent. J. 2002, 14, 99-104.

88. Khurshid, Z.; Asiri, F.Y.I.; Al Wadaani, H. Human saliva: Non-invasive fluid for detecting novel coronavirus(2019-nCoV). Int. J. Environ. Res. Saúde Pública 2020, 17, 2225.

89. Baboor, A.S.; Alnazzawi, A.A.; Abu-Hammad, O.A.; Dar-Odeh, N.S. Materiais e substâncias não convencionais utilizados em cachimbos de água (narguilé) por fumadores na região centro-oeste, Arábia Saudita. Saudi Med. J. 2014, 35,890-893.

90. Giacomelli, A.; Pezzati, L.; Conti, F.; Bernacchia, D.; Siano, M.; Oreni, L.; Rusconi, S.; Gervasoni, C.;Ridolfo, A.L.; Rizzardini, G.; et al. Distúrbios olfactivos e gustativos auto-relatados em pacientes com infeção aguda grave por coronavírus respiratório 2: A cross-sectional study. Clin. Infect. Dis. 2020.

91. Kipshidze N, Dangas G, White CJ, et al. Coagulopatia viral em doentes com COVID-19: Tratamento e cuidados. Clin Appl Thromb Hemost. 2020;26:1076029620936776. doi:10.1177/1076029620936776

92. Amorim dos Santos J, Costa Normando AG, Carvalho da Silva RL,et al. Lesões da mucosa oral num doente com COVID-19: Novos sinais ou manifestações secundárias?

93. Vieira AR. Manifestações orais na doença do coronavírus 2019 (COVID-19).Oral Dis. 2020. doi:10.1111/odi.13463

94. Nuno-Gonzalez A, Martin-Carrillo P, Magaletsky K, et al. Prevalência de manifestações mucocutâneas em 666 pacientes com COVID-19 num hospital de campanha em Espanha: Achados orais e palmo-plantares. Br J Dermatol.2021;184(1):184-185. doi:10.1111/bjd.19564.

95. Kitakawa D, Oliveira FE, Neves de Castro P, Carvalho LFCS. Breve relato - lesão de herpes simplex na semimucosa labial em paciente com COVID-19. Eur Rev Med Pharmacol Sci. 2020;24(17):9151-9153.doi:10.26355/eurrev_202009_22863

96. Capocasale G, Nocini R, Faccioni P, et al. Como lidar com a doença do coronavírus 2019: Uma revisão narrativa abrangente sobre o envolvimento oral da doença. Clin Exp Dent Res. 2020. doi: 10.1002/cre2.332.

97. Amorim Dos Santos J, Normando AGC, Carvalho da Silva RL, et al. Manifestações orais em pacientes com COVID- 19: Uma revisão sistemática viva.J Dent Res. 2021;100(2):141-154. doi:10.1177/0022034520957289.

98. Aragoneses J, Suarez A, Algar J, Rodriguez C, Lopez-Valverde N e Aragoneses JM (2021) Manifestações orais de COVID-19: Revisão sistemática atualizada com meta-análise. Front. Med. 8:726753.doi: 10.3389/fmed.2021.726753.

99. oares CD, Souza LL, de Carvalho MGF, Pontes HAR, Mosqueda-Taylor A, Hernandez-Guerrero JC, do Nascimento Medeiros SD, de Oliveira Sales A, Alves FA, Lopes Pinto CA, de Almeida OP. Manifestações orais da doença do coronavírus 2019 (CO VID-19): Um estudo clínico-patológico e imunohistoquímico abrangente. Am J Surg Pathol. 2022 Apr 1;46(4):528-536.

100. Farid H, Khan M, Jamal S, Ghafoor R. Oral manifestations of Covid-19-A literature review. Rev Med Virol. 2022 Jan;32(1):e2248. doi: 10.1002/rmv.2248. Epub 2021 May 24.

101. Maharashtra State Dental Council Advisory for General Dental Practitioners For Early Diagnosis of Post Covid 19 Mucormycosis (Conselho de Dentistas do Estado de Maharashtra para Dentistas Gerais para o Diagnóstico Precoce da Mucormicose Pós-Covid 19).

102. Reid G, Lynch JP 3rd, Fishbein MC, Clark NM. Mucormicose. Semin Respir Crit Care Med. 2020 Feb;41(1):99-114.

103. Challa, S. Mucormycosis: Patogénese e Patologia. Curr Fungal Infect Rep 13, 11-20 (2019).

104. Cornely OA, Alastruey-Izquierdo A, Arenz D, Chen SCA, Dannaoui E, Hochhegger B, Hoenigl M, Jensen HE, Lagrou K, Lewis RE, Mellinghoff SC, Mer M, Pana ZD, Seidel D, Sheppard DC, Wahba R, Akova M, Alanio A, Al-Hatmi AMS, Arikan-Akdagli S, Badali H, Ben-Ami R, Bonifaz A, Bretagne S, Castagnola E, Chayakulkeeree M, Colombo AL, Corzo-Leon DE, Drgona L, Groll AH, Guinea J, Heussel CP, Ibrahim AS, Kanj SS, Klimko N, Lackner M, Lamoth F, Lanternier F, Lass-Floerl C, Lee DG, Lehrnbecher T, Lmimouni BE, Mares M, Maschmeyer G, Meis JF, Meletiadis J, Morrissey CO, Nucci M, Oladele R, Pagano L, Pasqualotto A, Patel A, Racil Z, Richardson M, Roilides E, Ruhnke M, Seyedmousavi S, Sidharthan N, Singh N, Sinko J, Skiada A, Slavin M, Soman R, Spellberg B, Steinbach W, Tan BH, Ullmann AJ, Vehreschild JJ, Vehreschild MJGT, Walsh TJ, White PL, Wiederhold NP, Zaoutis T, Chakrabarti

A; Grupo de redação das diretrizes globais para a Mucormicose ECMM MSG. Global guideline for the diagnosis and management of mucormycosis: an initiative of the European Confederation of Medical Mycology in cooperation with the Mycoses Study Group Education and Research Consortium. Lancet Infect Dis. 2019 Dec;19(12):e405-e421.

105. Singh AK, Singh R, Joshi SR, Misra A. Mucormicose na COVID-19: Uma revisão sistemática dos casos relatados em todo o mundo e na Índia. Diabetes Metab Syndr. 2021 Jul-Ago; 15 (4): 102146. doi: 10.1016 / j.dsx.2021.05.019.

106. Protocolo para investigar a gripe não sazonal e outras doenças respiratórias agudas emergentes. Genebra: Organização Mundial de Saúde   ;   2018.(https://wwwwho.int/influenza/resources/p ublications/outbreak investigation protocol/en/).

107. Protocolo para investigar a gripe não sazonal e outras doenças respiratórias agudas emergentes. Genebra: Organização Mundial da Saúde; 2018.(https://www.who.int/influenza/resources/p ublications/outbreak investigation protoco l/en/).

108. Bruce et al. JCM. 2011. Avaliação de zaragatoas, meios de transporte e condições de transporte de espécimes para uma deteção óptima de vírus por PCR.

109. Amanda Kobokovich Teste de diagnóstico para a COVID-19; Centro John Hopkins para a Segurança da Saúde.2021; pág. 1-4.

110. Administração de Alimentos e Medicamentos dos EUA. Um olhar mais atento aos testes de diagnóstico da COVID-19. Atualizado em 18 de março de 2021. Acedido em 26 de abril de 2021. https://www.fda.gov/health-professionals/closer-look-covid-19- diagnostic-testing

111. Administração de Alimentos e Medicamentos dos EUA. EUAs para diagnóstico in vitro. Atualizado em 20 de abril de 2021. Acedido em 26 de abril de 2021. https://www.fda.gov/medical-devices/coronavirus-disease-2019-covid-19-emergency-use-authorizations-medical- devices/in-vitro-diagnostics-euas.

112. https://sites.bu.edu/covid-corps

113. Patel M. Controlo da infeção em medicina dentária durante a pandemia COVID - 19: o que mudou? Heliyon 2020

114. Fluxograma do paciente dentário para a COVID-19 https://www.planetdds.com/covid-19-dental-resource-hub

115. O que é um dique de borracha dentária? |News|Dentagama https://dentagama.com/news/what-is-a-rubber-dental-dam

116. Orientações sobre o tratamento dos resíduos biomédicos da COVID-19 nos hospitais e laboratórios https://www.thenewsminute.com /article/guidelines-how-handle-covid-19-biomedical-wastehospitals-labs-121259

117. Medidas contra o Coronavírus (Covid-19) no Bidh Dental Hospital http s://dentalho spitalthailand.com/covid-19-measures/

118. Dental Rotors & Turbines- Posts|Facebook https://www. facebook. com/dentalrotors

119. Máquina de aspiração de aerossóis   AjaxSp1000Extra-Oral https://www.google.com/search?q=high+volume+evacuador+hve+em+dentistry&sxsrf=ALeKk01wieSnwtUm1NfS 9N4BNVShRk 1 QwA: 1593 804444408&source=lnms&tbm=isch&sa=X&ved=2a hUKEwif-v-d6LHqAhVF5eAKHb8pAiIQAUoAXoECA0QAw&biw=1343&bih=636#imgrc=BKPZMvL GpQCLVM&imgdii=aK7RS2fGH4HAoM

120.   COVID-19pneumonia|Caso Radilogia|Radiopaedia.org   http   s://radiopaedia.org/cases/covid-19-pneumonia-2?lang=gb

121. COVID-19 na radiografia do tórax Aqui são mostradas radiografias do tórax de dois doentes recentes com COVID-19 https://www.grepmed.com/images/7477/chestxray-sarscov2-clinical-covid19-ards-cxr.

122. Orientações para os profissionais de medicina dentária em situação de pandemia de Covid-19. maio de 2020. Disponível em: https://www.mohfw.gov.in/pdf/DentalAdvisoryF pdf. [Último acesso em 2020 Jun 14].

123. ListaN   .   Desinfetantes para uso contraSARS-CoV-2   .   2020. Disponível em: https://www.epa.gov/pesticide-registration /list-n-disinfectants-use-against-sars-cov-2. [Último acesso em 2020 Abr16].

124. Regras de gestão de resíduos biomédicos (alteração), 2018. 2020. Disponível em: http://www.i n d i a e n v i r o n m e n t p o r t a l . o r g . i n / c o n t e n t / 4 5 3 3 3 6 /the-bio-medical-waste-management-amendment-rules-2018/.

125. Giudice A, Bennardo F, Antonelli A, Barone S, Fortunato L. A COVID-19 é um novo desafio para os médicos dentistas: Conselhos sobre o manejo dos pacientes, desde a prevenção de infecções cruzadas até a telemedicina. O Jornal de Odontologia Aberta 2020; 14.

126. Horton R. Offline: 2019-nCoV-"Um apelo desesperado". Lancet 2020; 395(10222): 400.

127. Greenhalgh T, Wherton J, Shaw S, Morrison C. Consultas por vídeo para covid-19. BMJ 2020; 368 (dezembro): m998.

128. Aldahlawi S A, Afifi I K. COVID-19 na prática dentária: Risco de Transmissão, Desafio de Controlo de Infeção e Implicações Clínicas. O Jornal de Odontologia Aberta 2020; 14.

129. R. Izzetti, M. Nisi, M. Gabriele e F. Graziani. Transmissão de COVID-19 na prática odontológica: Breve Revisão das Medidas Preventivas em Itália. Jornal de Investigação Dentária 2020; 99(9).

130. A, A.S.; Srivastava, K.C.; Shrivastava, D.; Hosni, H.A.; Khan, Z.A.; Al-Johani, K.; Alzoubi, I.A.; B, S.; Sghaireen, M.G.; Alam, M.K. Recomendações, práticas e modelo de infra-estruturas para a instalação de radiologia dentária em instituições clínicas e académicas na era da COVID-19. *Biologia* 2020, 9, 334.

131. Kumar GA, Mohan R, Prasad Hiremutt DR, Vikhram KB. Pandemia de COVID-19 e prática dentária segura:

Necessidade da hora. J Indian Acad Oral Med Radiol 2020;32:164-71.

132. Dziedzic A, Varoni EM. Desafios dos especialistas em medicina oral na altura da pandemia da COVID-19. Oral Dis. 2020;00:1-4.

133. Moon HS, Wang TT, Rajasekaran K, Brewster R, Shanti RM, Panchal N. Otimização dos encontros de telemedicina para cirurgiões orais e maxilofaciais durante a pandemia de COVID-19. Oral Surg Oral Med Oral Pathol Oral Radiol. 2021 Feb;131(2):166-172.

134. Conselho de Medicina Dentária da Índia, 2020 COVID-19. Diretrizes para faculdades de medicina dentária, estudantes de medicina dentária e profissionais de medicina dentária pelo Conselho de Medicina Dentária da Índia. Disponível em: http://dciindia.gov.in/Admin/NewsArchives/Advisory%20for%20Dental%20Surgeons%20dated%2016.05.2020.pd f.

135. Associação Dentária Indiana. Protocolo-COVID-19. Nova Deli: Associação Dentária Indiana; 2020. pp. 1-23.

136. Ilangovan K, Muthu J, Balu P, Devi S, Ravindran SK. Recomendações para a gestão dentária durante a pandemia COVID-19. J Basic Clin Appl Health Sci 2020;3(2):56-58.

137. Gopikrishna V, Datta K, Nawal RR, Amlavaty K, Protocolo operacional padrão (sop) para pacientes dentários durante a pandemia de COVID-19.Document: SOP.COVID-19.2020.Versão.1.

138. Organização Mundial de Saúde, 2020, 15 de maio. Limpeza e desinfeção de superfícies ambientais no contexto da COVID-19, OMS, orientação provisória. Disponível em: WHO-2019-nCoV-Disinfection-2020.1-eng.pdf.

139. Sharma A, Balpande R, Shrivastava A, Deshmukh G et.al. COVID-19 e o seu efeito na medicina dentária. *Jornal de Avanços em Medicina e Investigação Médica* 2020; 32(21).

140. Modo de transmissão de agentes patogénicos exaladoshttps://www.researchgate.net/figure/Modes-of-Transmissionfrom- agentes patogénicos exalados.

141. Vias de transmissão do 2019-nCoV e controlos na prática dentária https://www.nature.com/articles/s41368-020-0075-9.

142. MacDonald DS, Colosi DC, Mupparapu M, Kumar V, Shintaku WH, Ahmad M. Diretrizes para imagiologia oral e maxilofacial: Considerações sobre a COVID-19. Cirurgia Oral Oral Med Oral Pathol Oral Radiol. 2021 Jan;131(1):99-110. doi: 10.1016/j.oooo.2020.10.017. Epub 2020 Oct 26.

143. Bizzoca ME, Campisi G, Muzio LL. Pandemia de Covid-19: O que muda para os dentistas e especialistas em medicina oral? Uma Revisão Narrativa e Novas Abordagens para a Contenção de Infecções. Int J Environ Res Public Health. 2020 May 27;17(11):3793.

144. Peng X, Xu X, Li Y, Cheng L, Zhou X, Ren B. Rotas de transmissão de 2019-nCoV e controlos na prática dentária. Int J Oral Sci. 2020 Mar 3;12(1):9.

145. Coopersmith CM, Antonelli M, Bauer SR, Deutschman CS, Evans LE, Ferrer R, Hellman J, Jog S, Kesecioglu J,Kissoon N, Martin-Loeches I, Nunnally ME, Prescott HC, Rhodes A, Talmor D, Tissieres P, De Backer D. The Surviving Sepsis Campaign: Prioridades de pesquisa para a doença do coronavírus 2019 em doenças críticas. Crit Care Med.2021 01 de abril; 49 (4): 598-622.

146. Gandhi RT, Lynch JB, Del Rio C. Covid-19 ligeiro ou moderado. N Engl J Med. 2020 Oct 29;383(18):1757-1766.

147. Jayk Bernal A, Gomes da Silva MM, Musungaie DB, Kovalchuk E, Gonzalez A, Delos Reyes V, Martm-Quiros A, Caraco Y, Williams-Diaz A, Brown ML, Du J, Pedley A, Assaid C, Strizki J, Grobler JA, Shamsuddin HH, Tipping R, Wan H, Paschke A, Butterton JR, Johnson MG, De Anda C., Grupo de Estudo MOVe-OUT. Molnupiravir for Oral Treatment of Covid-19 in Nonhospitalized Patients [Molnupiravir para tratamento oral da Covid-19 em pacientes não hospitalizados]. N Engl J Med. 2022 Feb 10;386(6):509-520.

148. Mahase E. Covid-19: O paxlovid da Pfizer é 89% eficaz em pacientes em risco de doença grave, relatórios da empresa. BMJ.2021 Nov 08;375:n2713.

149. Wang M, Cao R, Zhang L, Yang X, Liu J, Xu M, Shi Z, Hu Z, Zhong W, Xiao G. Remdesivir e cloroquina inibem eficazmente o novo coronavírus recentemente surgido (2019-nCoV) in vitro. Cell Res. 2020 Mar;30(3):269- 271.

150. Zhang R, Mylonakis E. Em doentes internados com COVID-19, nenhum dos remdesivir, hidroxicloroquina, lopinavir ou interferão p-1a diferiu dos cuidados padrão para a mortalidade intra-hospitalar. Ann Intern Med. 2021 Feb;174(2):JC17.

151. Mitja O, Corbacho-Monne M, Ubals M, Alemany A, Suner C, Tebe C, Tobias A, Penafiel J, Ballana E, Perez CA, Admella P, Riera-Martf N, Laporte P, Mitja J, Clua M, Bertran L, Sarquella M, Gavilan S, Ara J, Argimon JM, Cuatrecasas G, Canadas P, Elizalde-Torrent A, Fabregat R, Farre M, Forcada A, Flores-Mateo G, Lopez C, Muntada E Nadal N, Narejos S, Nieto A, Prat N, Puig J, Quinones C, Ramirez-Viaplana F, Reyes-Uruena J, Riveira-Munoz E, Rui L, Sanz S, Sentfs A, Sierra A, Velasco C, Vivanco-Hidalgo RM, Zamora J, Casabona J, Vall-Mayans M, Gonzalez-Beiras C, Clotet B., Grupo de investigação BCN-PEP-CoV2. A Cluster-Randomized Trial of Hydroxychloroquine for Prevention of Covid-19. N Engl J Med. 2021 Feb 04;384(5):417-427.

152. Boulware DR, Pullen MF, Bangdiwala AS, Pastick KA, Lofgren SM, Okafor EC, Skipper CP, Nascene AA, Nicol MR, Abassi M, Engen NW, Cheng MP, LaBar D, Lother SA, MacKenzie LJ, Drobot G, Marten N, Zarychanski R, Kelly LE, Schwartz IS, McDonald EG, Rajasingham R, Lee TC, Hullsiek KH. A Randomized Trial of Hydroxychloroquine as Postexposure Prophylaxis for Covid-19 (Um ensaio aleatório de hidroxicloroquina como profilaxia pós-exposição para a Covid-19). N Engl J Med. 2020 Aug 06;383(6):517-525.

153. Cao B, Wang Y, Wen D, Liu W, Wang J, Fan G, Ruan L, Song B, Cai Y, Wei M, Li X, Xia J, Chen N, Xiang J,

Yu T, Bai T, Xie X, Zhang L, Li C, Yuan Y, Chen H, Li H, Huang H, Tu S, Gong F, Liu Y, Wei Y, Dong C, Zhou F, Gu X, Xu J, Liu Z, Zhang Y, Li H, Shang L, Wang K, Li K, Zhou X, Dong X, Qu Z, Lu S, Hu X, Ruan S, Luo S, Wu J, Peng L, Cheng F, Pan L, Zou J, Jia C, Wang J, Liu X, Wang S, Wu X, Ge Q, He J, Zhan H, Qiu F, Guo L, Huang C, Jaki T, Hayden FG, Horby PW, Zhang D, Wang C. A Trial of Lopinavir-Ritonavir in Adults Hospitalized with Severe Covid-19 (Um ensaio de Lopinavir-Ritonavir em adultos hospitalizados com Covid-19 grave). N Engl J Med. 2020 May 07;382(19):1787-1799.

154. Lopez-Medina E, Lopez P, Hurtado IC, Davalos DM, Ramirez O, Martmez E, D^azgranados JA, Onate JM, Chavarriaga H, Herrera S, Parra B, Libreros G, Jaramillo R, Avendano AC, Toro DF, Torres M, Lesmes MC, Rios CA, Caicedo I. Efeito da Ivermectina no Tempo de Resolução dos Sintomas entre Adultos com COVID-19 Ligeiro: Um ensaio clínico randomizado. JAMA. 2021 Apr 13;325(14):1426-1435.

155. Wang P, Nair MS, Liu L, Iketani S, Luo Y, Guo Y, Wang M, Yu J, Zhang B, Kwong PD, Graham BS, Mascola JR, Chang JY, Yin MT, Sobieszczyk M, Kyratsous CA, Shapiro L, Sheng Z, Huang Y, Ho DD. Resistência aos anticorpos das variantes B.1.351 e B.1.1.7 do SARS-CoV-2. Natureza. 2021 maio;593(7857):130-135.

156. Baum A, Ajithdoss D, Copin R, Zhou A, Lanza K, Negron N, Ni M, Wei Y, Mohammadi K, Musser B, Atwal GS,Oyejide A, Goez-Gazi Y, Dutton J, Clemmons E, Staples HM, Bartley C, Klaffke B, Alfson K, Gazi M, Gonzalez O, Dick E, Carrion R, Pessaint L, Porto M, Cook A, Brown R, Ali V, Greenhouse J, Taylor T, Andersen H, Lewis MG, Stahl N, Murphy AJ, Yancopoulos GD, Kyratsous CA. Os anticorpos REGN-COV2 previnem e tratam a infeção por SARSCoV-2 em macacos rhesus e hamsters. Science. 2020 Nov 27;370(6520):1110-1115.

157. Wang P, Nair MS, Liu L, Iketani S, Luo Y, Guo Y, Wang M, Yu J, Zhang B, Kwong PD, Graham BS, Mascola JR, Chang JY, Yin MT, Sobieszczyk M, Kyratsous CA, Shapiro L, Sheng Z, Huang Y, Ho DD. Resistência a anticorpos das variantes B.1.351 e B.1.1.7 do SARS-CoV-2. bioRxiv. 2021 Fev 12.

158. Grupo de colaboração RECOVERY. Horby P, Lim WS, Emberson JR, Mafham M, Bell JL, Linsell L, Staplin N, Brightling C, Ustianowski A, Elmahi E, Prudon B, Green C, Felton T, Chadwick D, Rege K, Fegan C, Chappell LC, Faust SN, Jaki T, Jeffery K, Montgomery A, Rowan K, Juszczak E, Baillie JK, Haynes R, Landray MJ. Dexametasona em pacientes hospitalizados com Covid-19. N Engl J Med. 2021 Feb 25;384(8):693-704.

159. Davoudi-Monfared E, Rahmani H, Khalili H, Hajiabdolbaghi M, Salehi M, Abbasian L, Kazemzadeh H, Yekaninejad MS. Um ensaio clínico randomizado sobre a eficácia e segurança do interferon p-1a no tratamento de COVID-19 grave. Agentes Antimicrobianos Quimioterapia. 2020 Aug 20;64(9).

160. Huet T, Beaussier H, Voisin O, Jouveshomme S, Dauriat G, Lazareth I, Sacco E, Naccache JM, Bezie Y, Laplanche S, Le Berre A, Le Pavec J, Salmeron S, Emmerich J, Mourad JJ, Chatellier G, Hayem G. Anakinra para formas graves de COVID-19: um estudo de coorte. Lancet Rheumatol. 2020 Jul;2(7):e393-e400.

161. Cellina M, Orsi M, Bombaci F, Sala M, Marino P, Oliva G. Alterações favoráveis dos resultados da TC num doente com pneumonia por COVID-19 após tratamento com tocilizumab. Diagn Interv Imaging. 2020 maio;101(5):323-324.

162. Michot JM, Albiges L, Chaput N, Saada V, Pommeret F, Griscelli F, Balleyguier C, Besse B, Marabelle A, Netzer F, Merad M, Robert C, Barlesi F, Gachot B, Stoclin A. Tocilizumab, um anticorpo anti-recetor de IL-6, para tratar a insuficiência respiratória relacionada com a COVID-19: um relato de caso. Ann Oncol. 2020 Jul;31(7):961-964.

163. Investigadores do REMAP-CAP. Gordon AC, Mouncey PR, Al-Beidh F, Rowan KM, Nichol AD, Arabi YM, Annane D, Beane A, van Bentum-Puijk W, Berry LR, Bhimani Z, Bonten MJM, Bradbury CA, Brunkhorst FM, Buzgau A, Cheng AC, Detry MA, Duffy EJ, Estcourt LJ, Fitzgerald M, Goossens H, Haniffa R, Higgins AM, Hills TE, Horvat CM, Lamontagne F, Lawler PR, Leavis HL, Linstrum KM, Litton E, Lorenzi E, Marshall JC, Mayr FB, McAuley DF, McGlothlin A, McGuinness SP, McVerry BJ, Montgomery SK, Morpeth SC, Murthy S, Orr K, Parke RL, Parker JC, Patanwala AE, Pettila V, Rademaker E, Santos MS, Saunders CT, Seymour CW, Shankar-Hari M, Sligl WI, Turgeon AF, Turner AM, van de Veerdonk FL, Zarychanski R, Green C, Lewis RJ, Angus DC, McArthur CJ, Berry S, Webb SA, Derde LPG. Interleukin-6 Recetor Antagonists in Critically Ill Patients with Covid-19 (Antagonistas dos receptores de interleucina-6 em pacientes criticamente doentes com Covid-19). N Engl J Med. 2021 Apr 22;384(16):1491-1502.

164. Grieco DL, Menga LS, Cesarano M, Rosa T, Spadaro S, Bitondo MM, Montomoli J, Falo G, Tonetti T, Cutuli SL, Pintaudi G, Tanzarella ES, Piervincenzi E, Bongiovanni F, Dell'Anna AM, Delle Cese L, Berardi C, Carelli S, Bocci MG, Montini L, Bello G, Natalini D, De Pascale G, Velardo M, Volta CA, Ranieri VM, Conti G, Maggiore SM, Antonelli M., Grupo de Estudo COVID-ICU Gemelli. Efeito da Ventilação Não Invasiva do Capacete vs Oxigénio Nasal de Alto Fluxo nos Dias Livres de Suporte Respiratório em Pacientes com COVID-19 e Insuficiência Respiratória Hipoxémica Moderada a Grave: The HENIVOT Randomized Clinical Trial. JAMA. 2021 May 04;325(17):1731- 1743.

165. Berlim DA, Gulick RM, Martinez FJ. Covid-19 grave. N Engl J Med. 2020 Dec 17;383(25):2451-2460.

166. Cook TM, El-Boghdadly K, McGuire B, McNarry AF, Patel A, Higgs A. Consensus guidelines for managing the airway in patients with COVID-19: Diretrizes da Difficult Airway Society, da Association of Anaesthetists, da Intensive Care Society, da Faculty of Intensive Care Medicine e do Royal College of Anaesthetists. Anaesthesia. 2020 Jun;75(6):785-799.

167. Alhazzani W, M0ller MH, Arabi YM, Loeb M, Gong MN, Fan E, Oczkowski S, Levy MM, Derde L, Dzierba A, Du B, Aboodi M, Wunsch H, Cecconi M, Koh Y, Chertow DS, Maitland K, Alshamsi F, Belley-Cote E, Greco M, Laundy M, Morgan JS, Kesecioglu J, McGeer A, Mermel L, Mammen MJ, Alexander PE, Arrington A, Centofanti JE,

Citerio G, Baw B, Memish ZA, Hammond N, Hayden FG, Evans L, Rhodes A. Surviving Sepsis Campaign: Diretrizes sobre o manejo de adultos criticamente enfermos com doença de coronavírus 2019 (COVID-19).Crit Care Med. 2020 Jun;48(6):e440-e469.

168. Sadoff J, Gray G, Vandebosch A, Cardenas V, Shukarev G, Grinsztejn B, Goepfert PA, Truyers C, Fennema H, Spiessens B, Offergeld K, Scheper G, Taylor KL, Robb ML, Treanor J, Barouch DH, Stoddard J, Ryser MF, Marovich MA, Neuzil KM, Corey L, Cauwenberghs N, Tanner T, Hardt K, Ruiz-Guinazu J, Le Gars M, Schuitemaker H, Van Hoof J, Struyf F, Douoguih M., Grupo de Estudo ENSEMBLE. Safety and Efficacy of SingleDose Ad26.COV2.S Vaccine against Covid-19 [Segurança e eficácia da vacina Ad26.COV2.S de dose única contra a Covid-19]. N Engl J Med. 2021 Jun 10;384(23):2187-2201.

169. Voysey M, Clemens SAC, Madhi SA, Weckx LY, Folegatti PM, Aley PK, Angus B, Baillie VL, Barnabas SL, Bhorat QE, Bibi S, Briner C, Cicconi P, Collins AM, Colin-Jones R, Cutland CL, Darton TC, Dheda K, Duncan CJA, Emary KRW, Ewer KJ, Fairlie L, Faust SN, Feng S, Ferreira DM, Finn A, Goodman AL, Green CM, Green CA, Heath PT, Hill C, Hill H, Hirsch I, Hodgson SHC, Izu A, Jackson S, Jenkin D, Joe CCD, Kerridge S, Koen

170. A, Kwatra G, Lazarus R, Lawrie AM, Lelliott A, Libri V, Lillie PJ, Mallory R, Mendes AVA, Milan EP, Minassian AM, McGregor A, Morrison H, Mujadidi YF, Nana A, O'Reilly PJ, Padayachee SD, Pittella A, Plested E, Pollock KM, Ramasamy MN, Rhead S, Schwarzbold AV, Singh N, Smith A, Song R, Snape MD, Sprinz E, Sutherland RK, Tarrant R, Thomson EC, Torok ME, Toshner M, Turner DPJ, Vekemans J, Villafana TL, Watson MEE,Williams CJ, Douglas AD, Hill AVS, Lambe T, Gilbert SC, Pollard AJ., Oxford COVID Vaccine Trial Group.Safety and efficacy of the ChAdOx1 nCoV-19 vaccine (AZD1222) against SARS-CoV-2: an interim analysis of four randomised controlled trials in Brazil, South Africa, and the UK. Lancet. 2021 Jan 09;397(10269):99-111.

171. Dunkle LM, Kotloff KL, Gay CL, Anez G, Adelglass JM, Barrat Hernandez AQ, Harper WL, Duncanson DM, McArthur MA, Florescu DF, McClelland RS, Garcia-Fragoso V, Riesenberg RA, Musante DB, Fried DL, Safirstein BE, McKenzie M, Jeanfreau RJ, Kingsley JK, Henderson JA, Lane DC, Rwz-Palacios GM, Corey L, Neuzil KM, Coombs RW, Greninger AL, Hutter J, Ake JA, Smith K, Woo W, Cho I, Glenn GM, Dubovsky F., Grupo de Estudo 2019nCoV-301. Eficácia e segurança do NVX-CoV2373 em adultos nos Estados Unidos e no México. N Engl J Med. 2022 Feb 10;386(6):531-543.

172. Yang Z-Y-Y, Kong WP, Huang Y, Roberts A, Murphy BR, Subbarao K, et al. A DNAvaccine induces SARS coronavirus neutralization and protective immunity inmice. Nature 2004;428:561-4.

173. Mehta N, Mazer-Amirshahi M, Alkindi N, Pourmand A. Farmacoterapia em COVID-19; Uma revisão narrativa para provedores de emergência. Am J Emerg Med. 2020 Jul; 38 (7): 1488-1493.

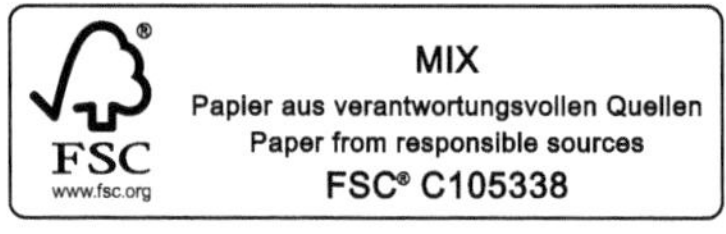